酢キャベツでやせる！ 健康になる！

監修　藤田紘一郎
レシピ・調理　金丸絵里加

宝島社

はじめに

昨今のブームに表れているように、誰もが気にかける事柄のひとつとして、「健康」が挙げられます。多くの人たちが「いつまでも健康で若々しくいたい」と願ってやまないものでしょう。

そんな願いを叶える鍵となるのが、腸。腸には免疫組織が集中しており、健康をつかさどっている臓器ともいえます。腸の環境が乱れると、身体にさまざまなトラブルが引き起こされます。

近年、日本人は肉類や卵、乳製品などが多い食生活となり、食物繊維の摂取量が少なくなってきました。これは、腸内の環境を乱す悪玉菌を増加させる要因となります。腸内で悪玉菌が優位になると、便秘をはじめ、糖尿病や動脈硬化といった生活習慣病、さらにはがんなどの重大な病を引き起こすことにもなりかねません。

腸の環境を整え、これらの病を防ぐのに優れた効果を発揮するのが、本書で紹介する「酢キャベツ」です。

キャベツには、食物繊維やビタミンなどが豊富に含まれています。これらの成分が腸内をきれいにし、便秘解消やダイエット効果、がん予防といったさまざまな働きをするのです。また、酢にも脂肪燃焼や疲労回復などの効果をもたらす成分が含まれています。

キャベツと酢。どこの家庭でもなじみ深いこの2つの材料を組み合わせただけで、身体のあらゆる不調を改善してくれる健康食となるのです。

本書では、酢キャベツが持つ効能をわかりやすく解説し、日々の食事でおいしく楽しめる50レシピを紹介します。

身体の内側から美しく元気になれる「酢キャベツ」の習慣を、今日から取り入れてみませんか。

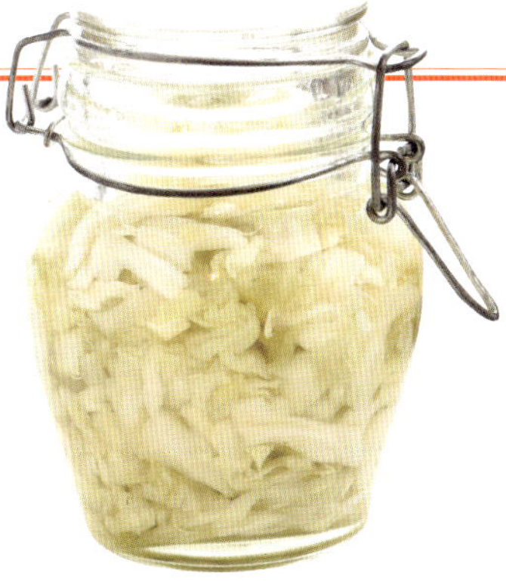

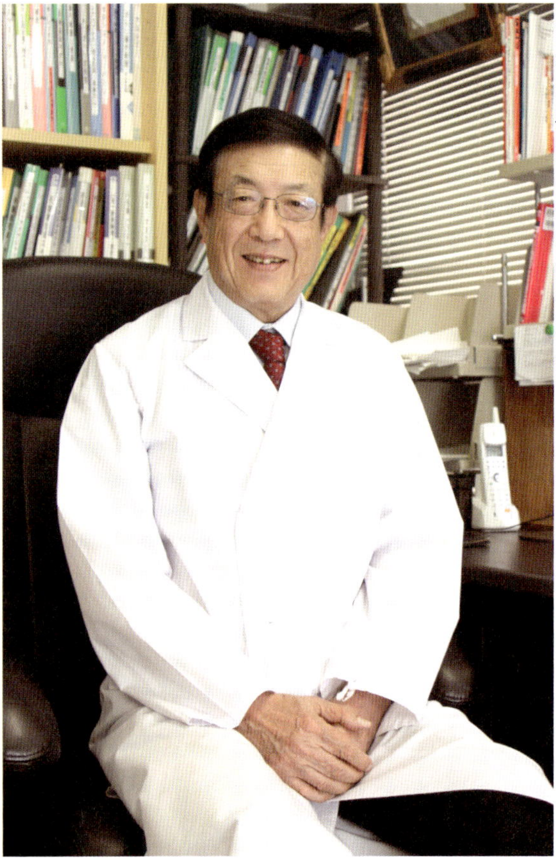

酢キャベツで腸が整えば スリムにも健康にもなれる

東京医科歯科大学名誉教授
藤田紘一郎

キャベツで体重10キロ減 血糖値も正常に改善！

私は腸内環境や寄生虫などの研究を重ね、日本人の過度な清潔ブームに警鐘を鳴らし、「腸をよくすればどんな病気でも治る！」といい続けてきました。医学界からは異端児扱いされましたが、腸には免疫組織の7割が集まり、さまざまな病気を改善することが明らかになっています。

そんな私は、これまでキャベツに何度も命を救われてきたのです。以前、ある会社の要請で、中国で働く日本人の健康管理を15年ほど行った際、私は年々増える受診者にストレスがピークに達し、食べることでストレスを発散していました。食事中は、脳は辛さを忘れて幸福感に包まれますが、脳はすぐに快楽を求め余計にイライラし、解消するために食べるという悪循環に陥りました。

いつも自己嫌悪と罪悪感にさいなまれ、胸焼けをおこし、胃薬は欠かせず、口臭はひどく、おなかがポッコリ張ってガスが出て、疲れやすく、頻繁に風邪をひき、赤ら顔で髪の毛は薄くなっていました。腸内環境は、まさに最悪の状態だったのです。

帰国後、血液検査をすると血糖値が５００mg/dℓにまで跳ね上がっていました。重度の糖尿病です。「カロリー制限食」を徹底的に行い、インスリン療法で治まりましたが、すぐに再発しました。

そこで私は原点に戻り、腸内を整える食事をすることを決意しました。それが食前の小皿１杯のキャベツです。キャベツを食べ始めてから、体重が10キロも減り、食事制限によるイライラもリバウンドもなく、糖尿病などの病気もすっかり治ってしまいました。

酢キャベツには、さまざまな効用があります。腸を善玉菌優位のベストのバランスに整え、糖尿病や肝機能障害、高血圧、肥満などを改善する万能の健康食です。

声を大にしていいます。「腸をよくすればどんな病気でも治る！」。酢キャベツで腸内環境が改善されれば、自ずと健康も手に入ります。ぜひ、みなさんも今日から実践してみてください。

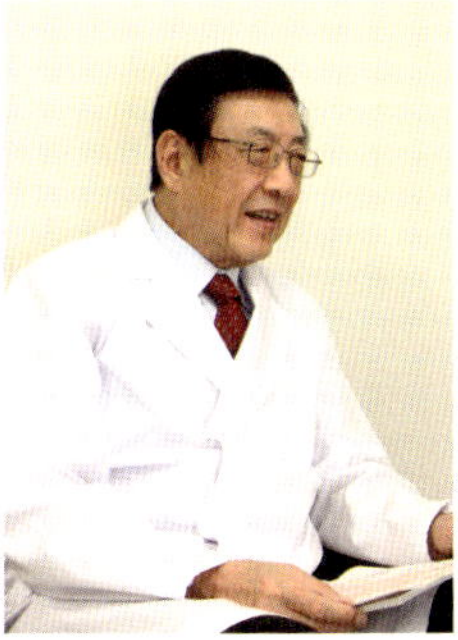

藤田紘一郎（ふじた・こういちろう）

1939年、旧満州生まれ。東京医科歯科大学医学部卒業。東京大学医学系大学院修了、医学博士。金沢医科大学教授、長崎大学教授、東京医科歯科大学大学院教授を歴任。寄生虫学と熱帯医学、感染免疫学が専門。1983年、寄生虫体内のアレルゲン発見で小泉賞受賞。著書に『一生太らない体をつくる腸健康法』（大和書房）、『人の命は腸が9割』（ワニブックスPLUS新書）などがある。

マンガで学ぶ

こんなにスゴイ！酢キャベツの効果

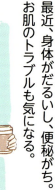

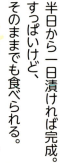

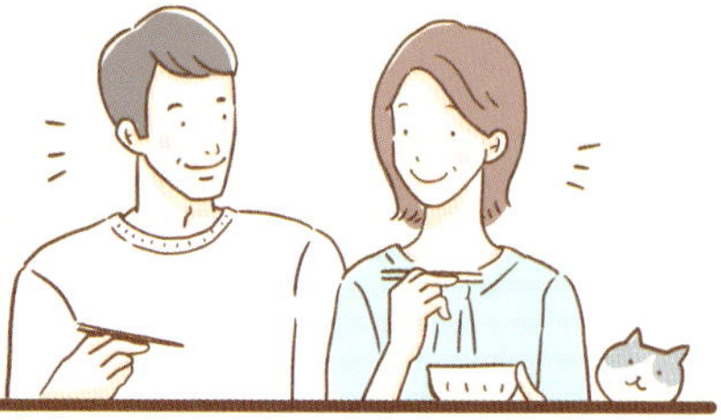

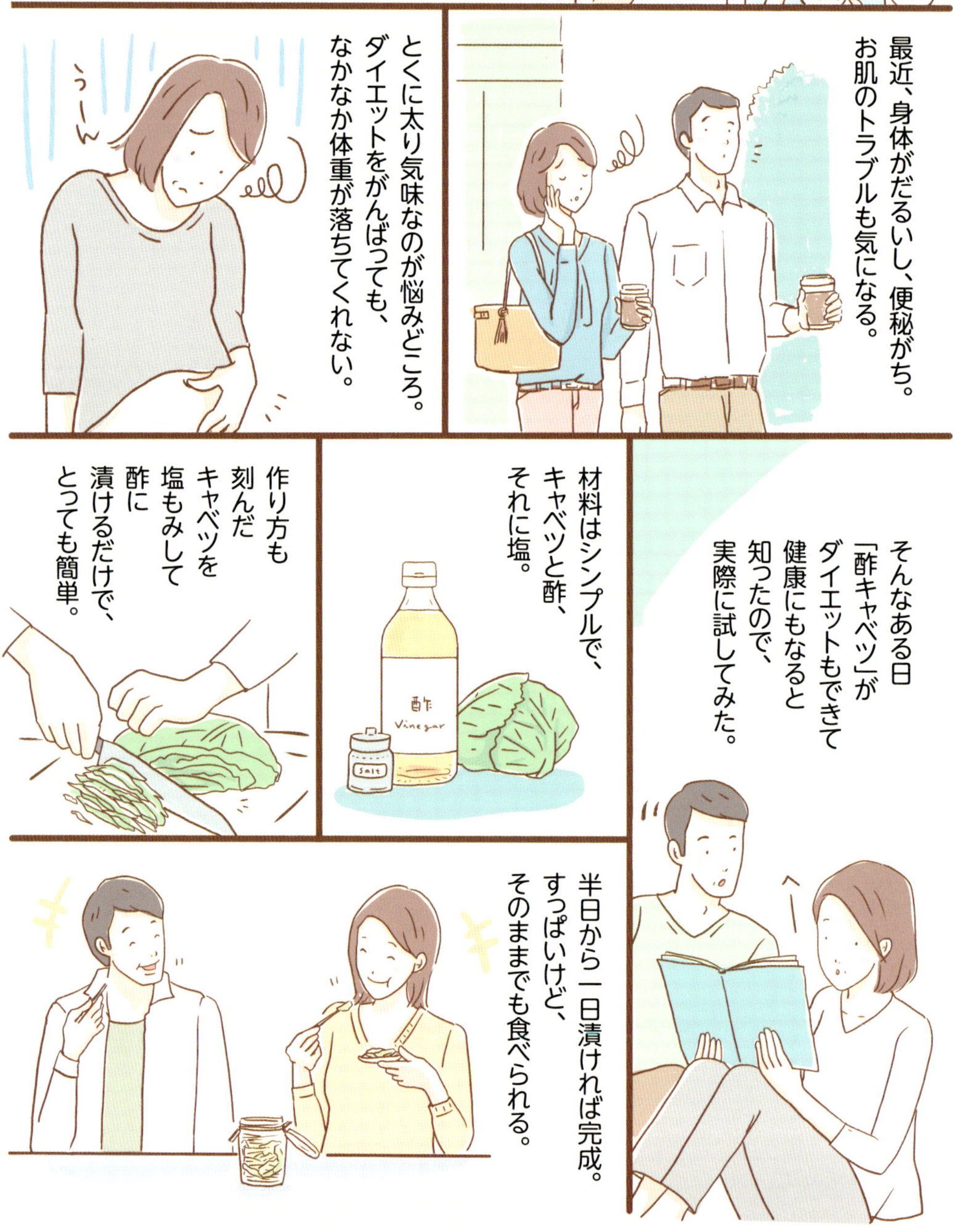

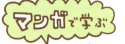

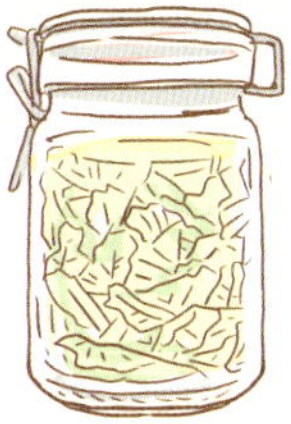

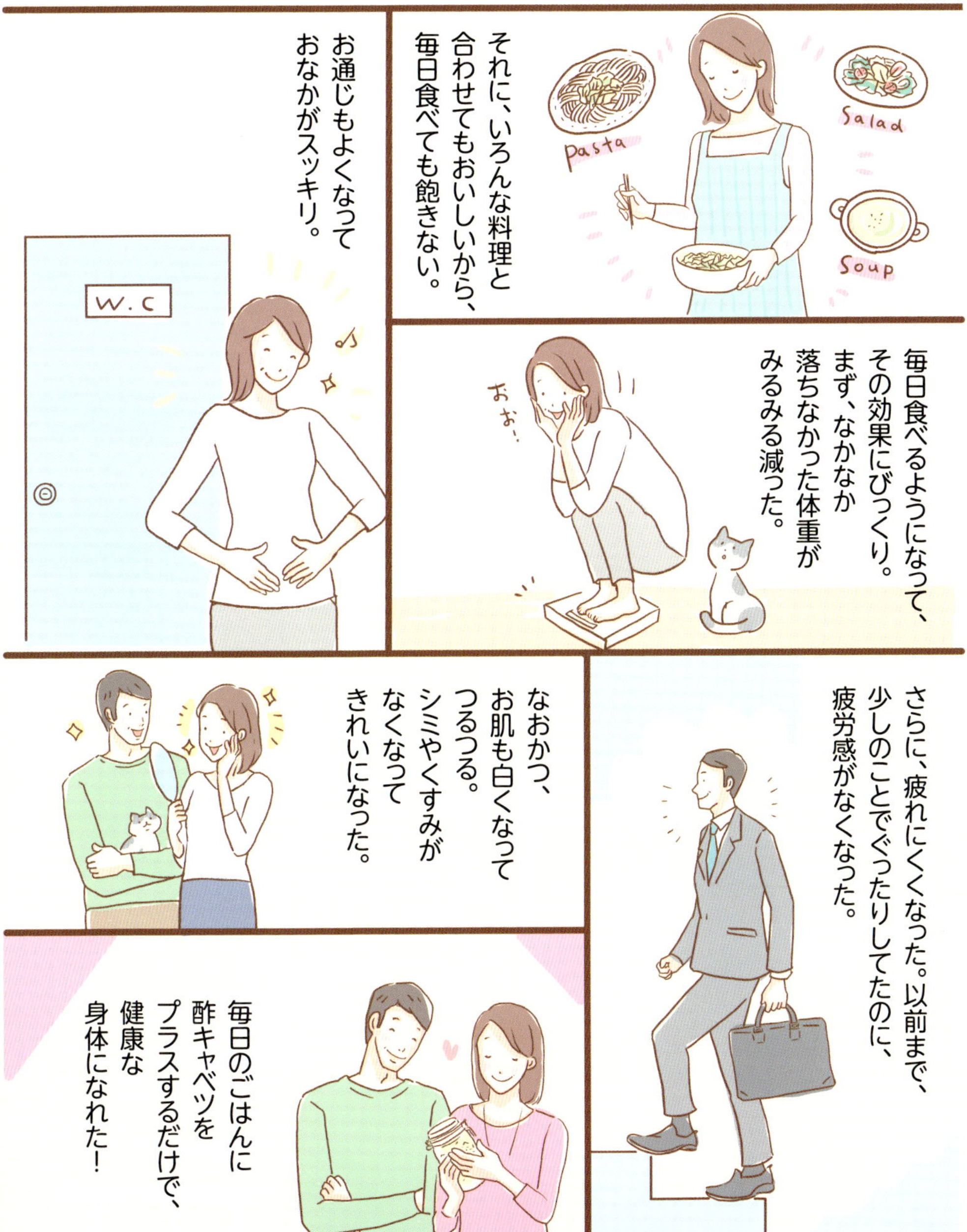
それに、いろんな料理と合わせてもおいしいから、毎日食べても飽きない。
pasta
Salad
Soup
毎日食べるようになって、その効果にびっくり。まず、なかなか落ちなかった体重がみるみる減った。
おお!
W.C
お通じもよくなっておなかがスッキリ。
さらに、疲れにくくなった。以前まで、少しのことでぐったりしてたのに、疲労感がなくなった。
なおかつ、お肌も白くなってつるつる。シミやくすみがなくなってきれいになった。
毎日のごはんに酢キャベツをプラスするだけで、健康な身体になれた!

目次

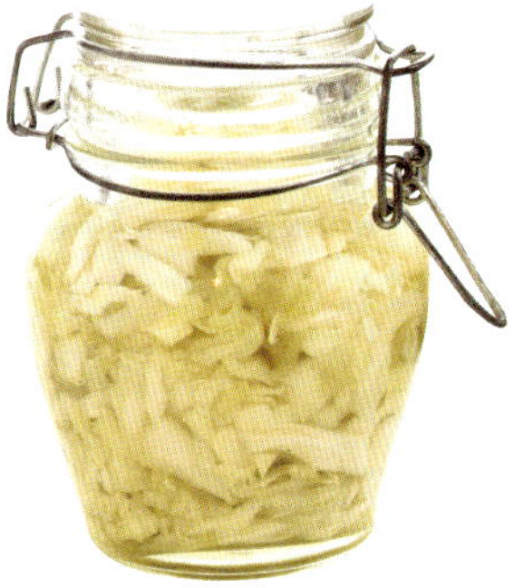

レシピ

肉の料理

レシピ

魚の料理

レシピ

野菜の料理

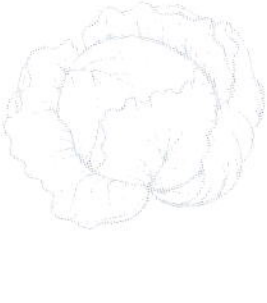

レシピ

ごはん・麺・パンの料理

レシピ

ちょい足しアレンジ料理

コラム

レシピ表記について

＊大さじ1は15mℓ、小さじ1は5mℓとしています。
＊材料は2人分を基準としていますが、作りやすい分量で表示しているものもあります。
＊電子レンジは600Wを使用した場合の加熱時間を目安としていますが、メーカーや機種によって異なる場合がありますので、状態を見ながら調整してください。

知識編

酢キャベツの素晴らしい効能

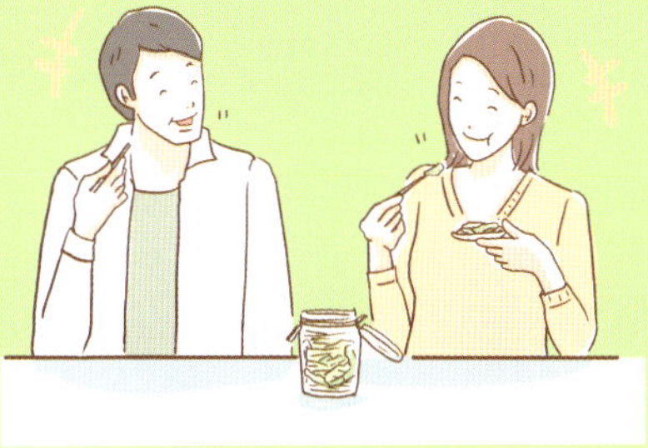

キャベツと酢は、どちらも身体によい栄養が豊富です。
そんな2つが合わさった酢キャベツには、
いったいどんな健康効果が備わっているのか。
その成分と10の効能についてみていきましょう。

驚くべき効果

酢キャベツのパワー大解剖

それぞれに優れた成分が含まれている

酢キャベツにはダイエット効果や糖尿病予防、がん発症抑制など、さまざまな効能があります。キャベツそれ自体に優れた健康成分があり、酢との相乗効果でさらに高いパワーを発揮します。どのような成分があるのか、それぞれみていきましょう。

まず、キャベツにはビタミンCが豊富で、葉4枚で1日の必要量が摂取できます。ウイルスを撃退する白血球の働きを促進して風邪を予防。ほかにも、疲労回復や美肌効果などの効能があります。

また、食物繊維も多く、その8割が不溶性食物繊維です。腸内で水分を吸収して十数倍にふくらみ、便秘を解消し、大腸がんを予防します。腸内環境を改善し、免疫を強化してがんの発症も抑制します。

そのほか、骨粗しょう症を予防するビタミンKや、傷ついた胃や十二指腸の粘膜を修復し肝機能を強化するビタミンU、脂肪の代謝を活性化して肝臓への中性脂肪とコレステロールの蓄積を防ぐビタミンBの仲間「イノシトール」、細胞の再生やエネルギーの代謝を促進するビタミンB_2、たんぱく質の分解を助けて動脈硬化を予防するビタミンB_6などを含みます。

一方の酢は、高い殺菌力を持ち、大腸菌などの悪玉菌を減らして腸環境を整えます。毎食大さじ1杯の酢が食後の血糖値の上昇を抑え、糖尿病を予防します。そんな酢の主成分は酢酸とアミノ酸です。

酢酸には3つの作用があります。1つ目は高血圧予防。酢酸がアデノシンを排出して血管を浄化しま

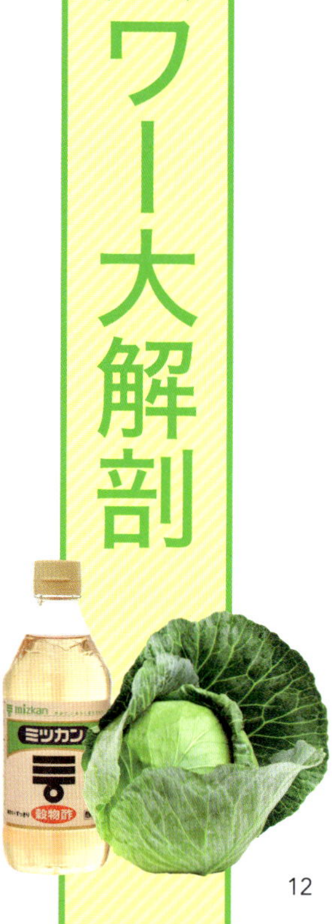

キャベツと酢の健康効果

キャベツと酢はそれ自体に優れた効能があります。その2つを合わせた酢キャベツは、あらゆる効能を秘めた健康食といえるでしょう。

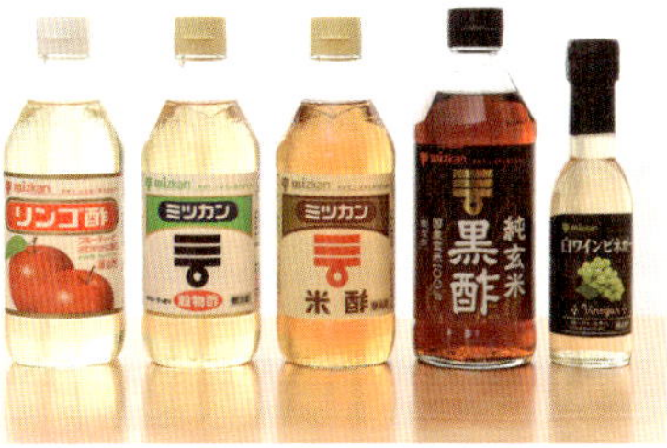

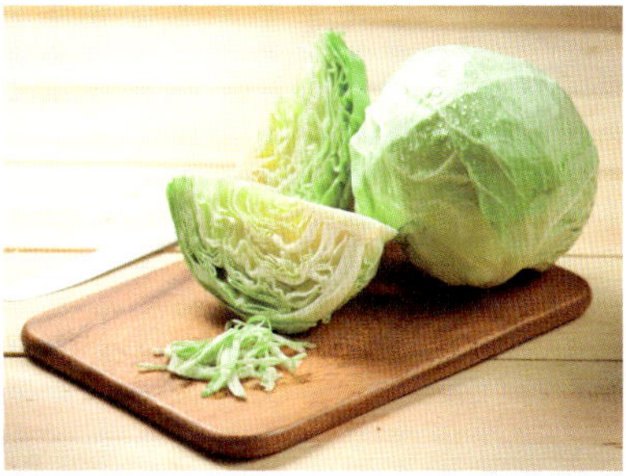

酢の効能

- **酢酸** ▶ 脂肪燃焼や便秘の改善、血管の浄化などを促進
- **アミノ酸** ▶ 内臓脂肪や血中脂質を下げる

キャベツの効能

- **ビタミンC** ▶ コラーゲン生成を促し、ストレスへの抵抗力を高める
- **ビタミンU** ▶ 胃腸の粘膜を保護し、肝機能強化ももたらす
- **食物繊維** ▶ 腸の運動を活性化し、便秘や肥満を解消する

す。それによって血管が柔らかくなって広がり、血圧が降下します。2つ目は肝臓の酵素活性化。脂肪の吸収を抑えて効率的に内臓脂肪を燃焼します。3つ目は大腸がん予防。腸のぜん動運動を促進して便秘を解消します。体内に取り込まれた酢酸はクエン酸に変化し、疲労回復にも貢献します。

アミノ酸も疲労によってダメージを受けた細胞を素早く修復し、効率的に疲れをとります。また、内臓脂肪を減らし、脂質異常症《ししついじょうしょう》や高血糖、高血圧を予防。さらに、アミノ酸はカルシウムやマグネシウム、鉄分の吸収を促進して骨粗しょう症を予防します。

これらの健康効果を持つキャベツと酢を合わせたのが、酢キャベツです。酢キャベツはまさに、あらゆる病に効く健康食といえるでしょう。

効能 1

キャベツと酢がスリム体型をもたらす

ダイエット効果

腸内のデブ菌を減らし、脂肪を抑える

ダイエットに励む人のなかには、「食べる量を減らしても太る」と悩んでいる方もいるでしょう。じつは、腸内細菌には脂肪をつきやすくする「デブ菌」と、スリム体質を作る「やせ菌」がいます。腸にデブ菌が多いと、排泄されるはずの不要な栄養分まで吸収して、体内にためてしまうのです。

やせ菌を増やすには、酢キャベツが有効です。キャベツにはやせ菌の好物である食物繊維が豊富で、食べ始めて約2週間たつと、デブ菌が減ってやせ菌が多い腸内環境に改善されていきます。また、食物繊維は食欲を抑制し、糖や脂質の腸での吸収を穏やかにします。ほかにもビタミンB群の仲間「イノシトール」が脂肪を分解し、肥満を改善します。

一方、酢の主成分の酢酸は、脂肪の吸収を抑制し、脂肪を燃焼します。そして、旨み成分のアミノ酸は、内臓脂肪と血中脂肪を減らします。

酢キャベツを食べると食事の量を適正にコントロールでき、脂肪燃焼も促されるようになるのです。

酢キャベツと一緒に摂ると有効な成分があります。それはトリプトファンと鉄。トリプトファンはバナナやアーモンドなどに含まれ、脳内でセロトニンに変化して食欲を抑制します。また、鉄の多いほうれん草やカキは全身に十分な酸素を効率よく供給して代謝効率を上げ、冷え性やむくみも解消します。

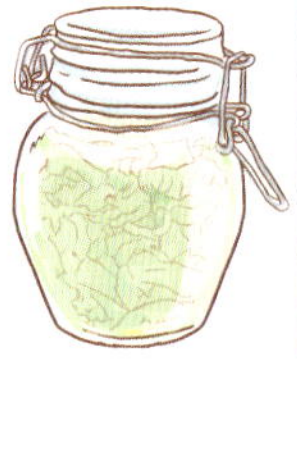

肥満が増えるのは30代から

肥満の度合いは、身長と体重から算出するBMIで判定します。30歳を超えると、このBMIの数値が25以上になる人が増えるようになります。

BMI＝体重(kg)÷〔身長(m)×身長(m)〕

18.5未満：低体重　18.5以上25.0未満：普通体重　25.0以上：肥満

肥満者の割合(20歳以上、性別・年齢階級別)

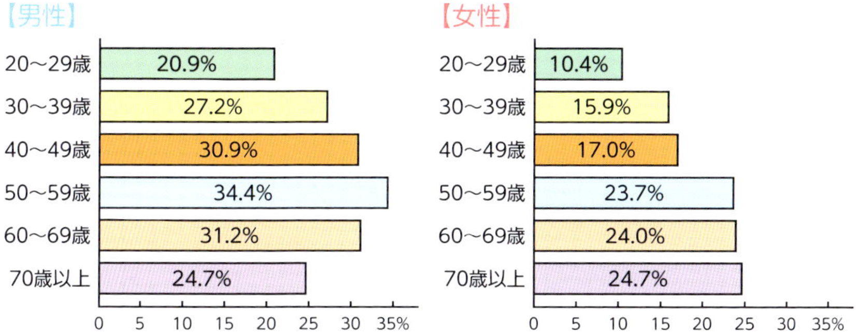

「国民健康・栄養調査結果の概要」(2014年、厚生労働省)を基に作成

ダイエットによい成分と食材

鉄

血液中で酸素を運ぶヘモグロビンを増やします。全身に酸素がいきわたることで基礎代謝がアップするのです。

- ほうれん草
- カキ
- レバー

…など

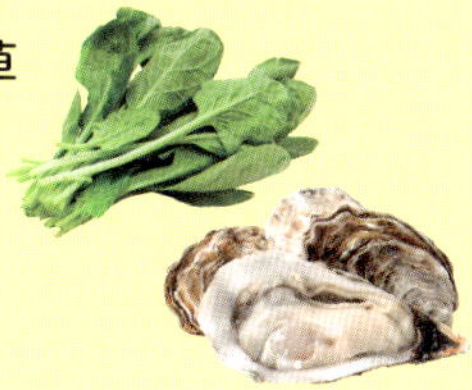

トリプトファン

セロトニンという精神を安定させる成分の原材料となります。ストレスで食べすぎてしまう場合に有効です。

- バナナ
- アーモンド
- 牛乳

…など

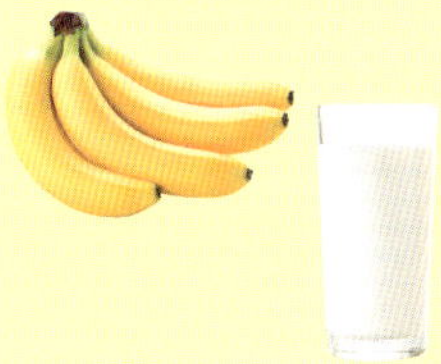

効能
２

腸内環境を整える

食物繊維が体内をきれいにする

善玉菌を増やして腸の運動を助ける

腸内細菌のベストバランスは「善玉菌：日和見菌《ひよりみ》：悪玉菌＝２：７：１」。善玉菌が２割を占めれば、悪玉菌も身体によい働きをします。体内に侵入した病原菌を退治して、食物繊維を分解してビタミン類を合成し、身体の機能を正常に保ちます。

反対に腸内環境が悪いと、たまった腐敗物質により悪玉菌が異常に繁殖。それが毒素となり、膨満感や下痢、過敏性腸症候群《かびんせいちょうしょうこうぐん》などを引き起こすのです。

キャベツは、腸内細菌の大好物の水溶性と不溶性、２種類の食物繊維をバランスよく含み、腸内環境を最良の状態に保ちます。不溶性食物繊維が水分を吸収してふくらみ、腸内にたまった食べカスや腸内細菌や腸粘膜の死がいなどをからめ取り、腸のなかをきれいに掃除。水溶性食物繊維が人体に好ましくない物質の吸収を妨げ、便として排泄《はいせつ》し、高血圧や動脈硬化、血糖値が上昇する糖尿病などを予防します。

一方、酢は高い殺菌力があり、ほとんどの菌は酢のなかで10分以上生きることはできません。酢は大腸菌などの有害細菌を減らし、腸内を健康に保ちます。また、唾液《だえき》や胃液の分泌を促して消化吸収を高める作用もあります。

酢キャベツ以外に腸内環境の改善を助ける食材は、善玉菌のエサとなるオリゴ糖が豊富なりんごやごぼうなど。乳酸菌を含む発酵食品もおすすめです。

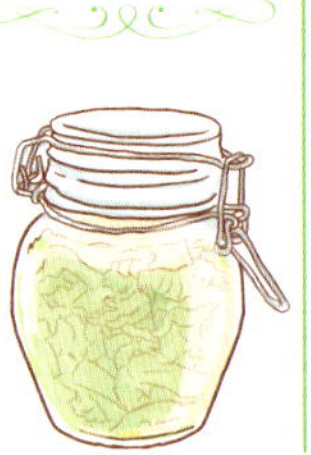

食物繊維は不足しがち

食物繊維を摂ることで腸内環境を整えることができます。しかし、日ごろ摂っている食物繊維量は、1日の摂取目標を大きく下回っているのです。

■ 食物繊維の1日の摂取目標と摂取量（30〜40歳代、男女別）

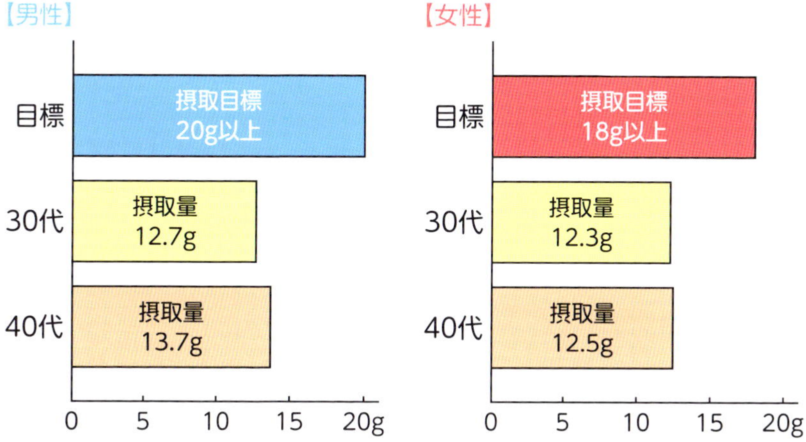

厚生労働省の発表資料を基に作成

腸内環境によい成分と食材

乳酸菌

腸内環境を整える善玉菌のひとつ。悪玉菌が増えるのを抑え、腸内に病原菌が侵入することも防ぎます。

- 発酵食品（みそ、キムチ、ヨーグルトなど）

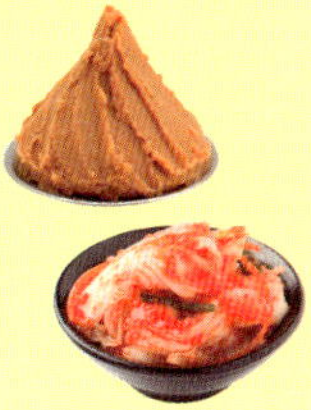

オリゴ糖

腸を整える作用をサポートする成分。善玉菌のエサとなって、その増殖を促してくれます。

- りんご
- ごぼう
- 玉ねぎ

…など

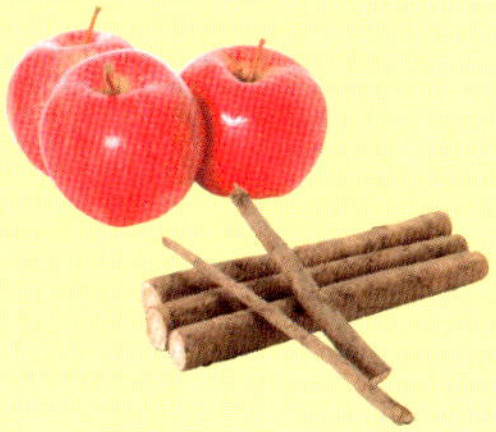

効能
3

糖尿病予防

糖質の吸収が緩やかになる

血糖値の急上昇を抑える

現在、日本では、予備群を含めると5人に1人が糖尿病患者という計算になります。健康であれば、血液中のブドウ糖（血糖）は、インスリンというホルモンによって一定の濃度に保たれます。

しかし、日本人は古くから野菜中心の食生活で、膵臓《すいぞう》から分泌されるインスリン量が少なく、分泌スピードも穏やかなのが特徴です。高脂肪高たんぱく質の現代人の食生活は、素早く大量のインスリンを分泌する必要があり、それにより膵臓が疲弊。インスリン分泌機能の異常が、糖尿病を引き起こす原因のひとつと考えられています。

食事の最初にキャベツを摂ると、食物繊維が小腸の粘膜に吸着。糖質の吸収を緩やかにし、血糖値の急上昇を防ぎます。また、キャベツは腸内に善玉菌を増やし、短鎖脂肪酸《たんさしぼうさん》を増やします。短鎖脂肪酸は、腸内ホルモン「インクレチン」の分泌を促し、血糖値をコントロールして、糖尿病を予防するものです。

さらに、酢には酢酸とアミノ酸が含まれ、糖尿病予防に効果的です。大さじ1杯の酢を使った料理をメニューに加えると、食後の血糖値の上昇を緩やかにすることが、実験の結果、明らかになっています。

糖尿病予防のために合わせたい食材としては、クロムを含むひじきや、サポニンを含む大豆やこんにゃくなどがおすすめです。

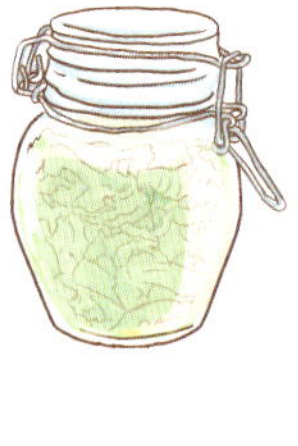

糖尿病と血糖値の関係

食事、とくに糖質を摂ることで血糖値は上昇し、インスリンの働きにより減少。この働きが不十分で血糖値が高いままだと糖尿病になります。

糖質、たんぱく質、脂質による血糖値の変化

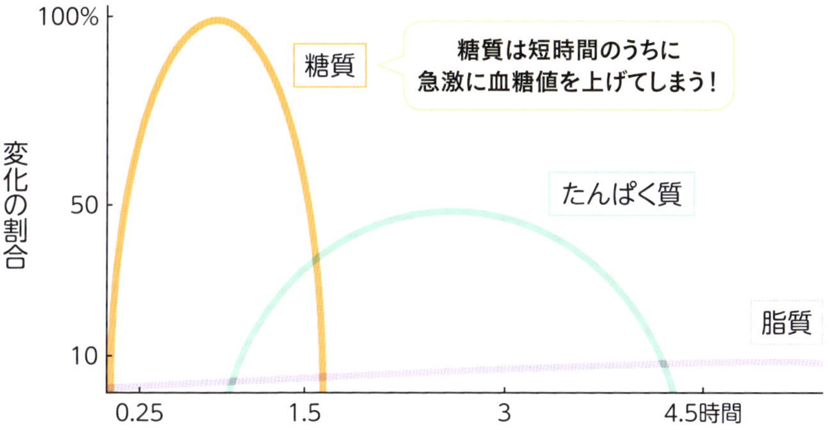

江部康二『主食を抜けば糖尿病は良くなる！』（東洋経済新報社、2005年）を基に作成

糖尿病によい成分と食材

サポニン

インスリンの分泌を促す作用があります。これにより血糖値が下がり、高血糖状態を改善します。

- 大豆製品
- こんにゃく
  …など

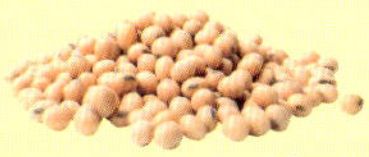

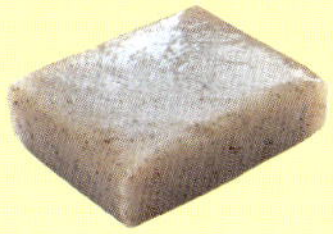

クロム

インスリンの働きを助けることで、身体の糖の代謝を正常にし、血糖値が下がります。

- ひじき
- ほたて
- 穴子
  …など

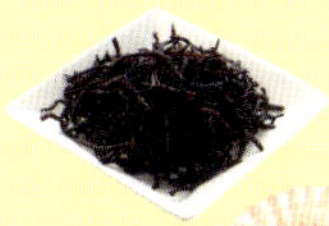

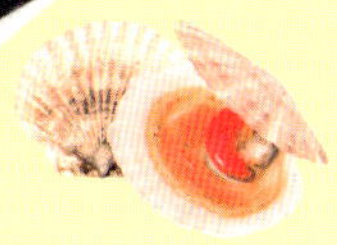

効能4

肝機能改善

ビタミンUが疲れた肝臓をサポート

代謝と解毒の力がアップする

肝臓は、アルコールや老廃物など血中の有害な物質を取り除く「解毒《げどく》作用」、栄養をエネルギーに変える「代謝」、消化液である「胆汁《たんじゅう》の生成」を行います。「沈黙の臓器」というように、機能が低下しても自覚症状が現れにくいのが特徴です。

キャベツに含まれるビタミンUには、肝臓を活性化する働きがあります。また、イノシトールが、血管内のコレステロールの流れをよくして、肝臓内の中性脂肪やコレステロールの蓄積を防止。イノシトールには、すでに肝臓にたまってしまった中性脂肪を減らす作用もあります。

また、酢は内臓脂肪を効果的に燃焼させる働きと肝機能を回復する作用があります。酢の酢酸が肝臓内の酵素を活性化して内臓脂肪を燃焼させます。

炭水化物に含まれるブドウ糖は、小腸から吸収されたあと肝臓に送られ、グリコーゲンという物質に変化して貯蔵されます。栄養が不足すると肝臓は再度ブドウ糖に戻し、エネルギーのもととして活用されます。酢キャベツは肝機能の働きを高めて、エネルギー効率を高め、疲労に負けない身体を作ります。

肝機能改善におすすめの食材は、肝細胞の再生と脂肪肝《しぼうかん》の予防をするタウリンを含む、いかやたこ、ほたて。サポニンを含む大豆製品は、コレステロールを除去し、肝臓の働きを高めます。

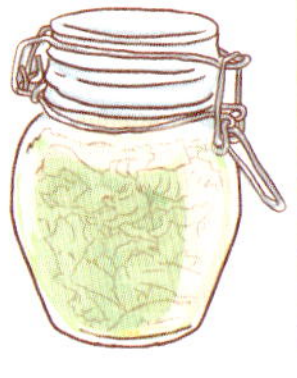

肝機能不全は毎日の不摂生から

肝臓には日ごろの習慣が原因で、知らぬ間に疲労がたまっているもの。そのままにしていると、身体の不調にもつながってしまいます。

肝臓に疲労がたまる原因

偏った食事　睡眠不足　無理なダイエット
喫煙　ストレス　など

肝機能低下で現れる症状

疲労感	倦怠《けんたい》感や脱力感、身体がだるい、微熱がある、不眠や過剰な眠気など
食欲や排泄の変化	食欲不振や吐き気、体重が減る、黄褐色の尿や白っぽい便が出るなど
黄疸《おうだん》	皮膚や眼球（白眼の部分）が黄色く変色してしまう
そのほかの症状	身体がかゆい、肌荒れやシミ、足がむくむ、息切れ、手のひらが赤くなるなど

肝機能によい成分と食材

レシチン

脂肪の代謝を促す働きがあり、肝臓に脂肪がたまるのを防ぎます。脂肪肝《しぼうかん》や肝硬変《かんこうへん》の予防改善に効果的です。

- 卵黄
- 大豆製品
- おから

…など

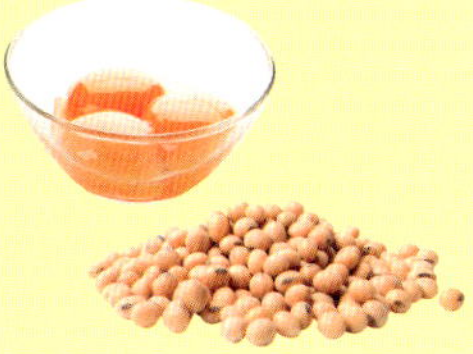

タウリン

アルコールを分解する酵素の働きなどを促して、肝臓の機能をサポート、向上させます。

- いか
- たこ
- ほたて

…など

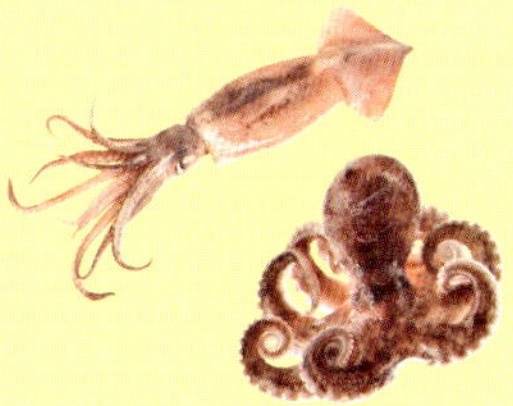

効能5

がん予防

その予防効果は治療薬並み

がんを引き起こす活性酸素を抑える

体内では、毎日1万個のがん細胞が作られています。そうはいっても、誰もががんになるわけではありません。体内で作られたがん細胞を退治するＴｈ１という細胞があるためです。このＴｈ１を増やす食べ物が酢キャベツなのです。

酢キャベツは、腸内環境を善玉菌優位にして、がん細胞を撃退します。腸は「人体最大の免疫器官」といわれ、免疫組織の70％が集まっています。37兆個ある人間の体細胞の約2％が毎日入れ替わりますが、がん細胞は入れ替わる際に生じるミスコピーです。その最大の原因が、身体を酸化させる活性酸素。酢キャベツには、この活性酸素を抑えるパワーがあります。アメリカ国立がん研究所の調査によると「がん予防効果が高い食品」の1位がアリシンを含むにんにく、2位がキャベツとされています。

また、野菜の免疫力を研究する帝京大学薬学部の山崎正利教授のマウスの実験によると、キャベツが血液中のがん細胞を殺す働きを持つＴＮＦ（腫瘍壊《しゅようえ》死因子《しいんし》）を激増させ、がん治療に使う免疫力を高める医薬品と同じ程度の力を示すという結果でした。

キャベツに含まれるイソチオシアネートという辛み成分が突然変異した細胞の増殖を抑え、発がん物質の解毒を促進します。ほかにも、緑黄色野菜のβ-カロテンが活性酸素を抑制し、がんを防ぎます。

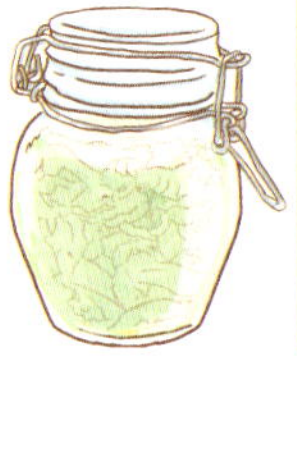

キャベツのがん予防効果はトップクラス

がん予防に効果的な食品をまとめたのが、下の「デザイナーフーズ・ピラミッド」。キャベツの効果はにんにくに次いで第2位に挙げられています。

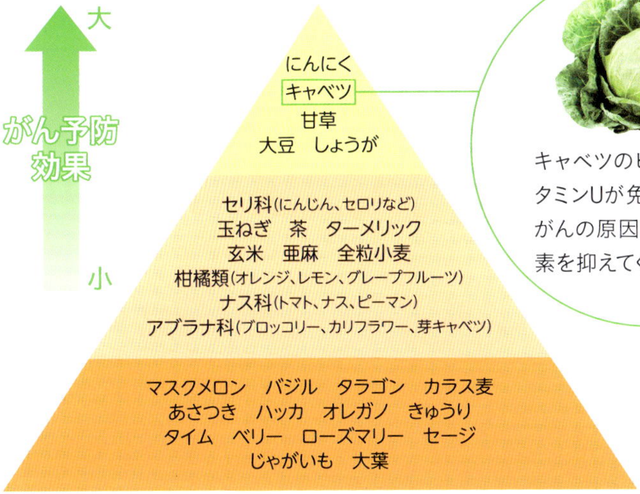

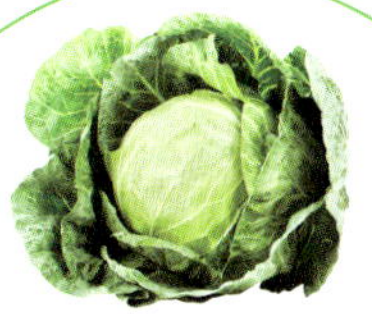

キャベツのビタミンCやビタミンUが免疫を高めて、がんの原因となる活性酸素を抑えてくれる！

「デザイナーフーズ・ピラミッド」（アメリカ国立がん研究所）を基に作成

がん予防によい成分と食材

β-カロテン

体内を酸化させてしまう活性酸素を消すことで、細胞が傷つきがんが生じるのを防いでくれます。

- 緑黄色野菜（かぼちゃ、にんじんなど）

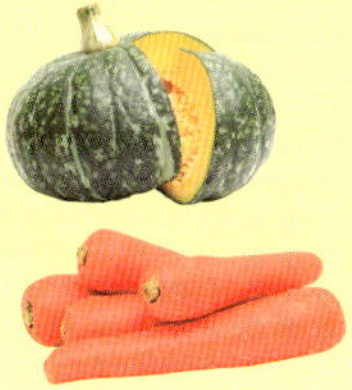

アリシン

におい成分で、硫黄化合物の一種。強力な抗酸化作用で、細胞の酸化を防ぎ、がん細胞の増殖を抑えます。

- にんにく
- 玉ねぎ
…など

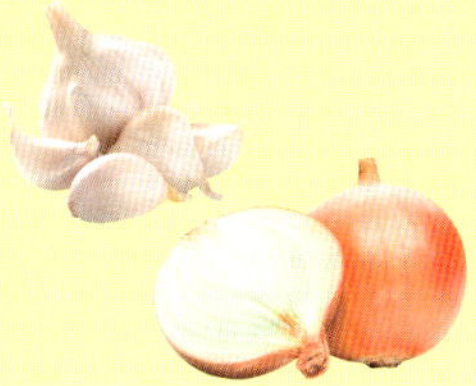

効能
6

ストレスにも強くなる

疲労回復

ダメージを受けた細胞を修復

酢キャベツは代謝をつかさどる肝臓の働きを活性化します（20ページ参照）。肝機能が向上することによって、食べたものが効率よくエネルギーに変換され、疲労をためにくい身体が作られるのです。酢は糖質の燃焼を助け、代謝機能を活発にします。すっぱさのもととなるクエン酸は、疲労によってダメージを受けた細胞を修復するために欠かせない成分です。また、酢のアミノ酸も疲れを取り除くうえで重要です。酢には持久型の必須アミノ酸「ＢＣＡＡ（分岐鎖《ぶんきさ》アミノ酸）」が含まれます。

ＢＣＡＡは、筋肉や臓器などを形成するたんぱく質に含まれる必須アミノ酸の30～40％を占め、活動時の重要なエネルギー源となります。必須アミノ酸は、皮膚細胞の修復促進やウイルスの活動抑制、記憶力の向上作用など、さまざまな役割を果たします。

ストレスに対しても、酢キャベツが効果を発揮します。腸内環境が改善されて、意欲や運動調節に関連する脳内ホルモン「ドーパミン」の合成が促進。ストレスが緩和されるようになります。

酢キャベツ以外で疲労回復とストレス緩和に効果的な食材は、ビタミンB_1を含む豚肉やうなぎです。また、ビタミンEを含む食材もおすすめ。細胞の酸化を予防し、血行を促して、身体のすみずみまで酸素と栄養を運ぶのを手伝います。

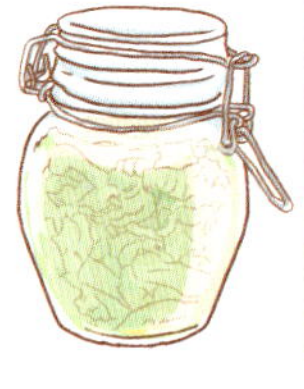

疲労にも種類がある

「疲れ」は身体的疲労と精神的疲労、脳疲労に分かれます。このうち、とくに身体的疲労と精神的疲労の回復に、酢キャベツが効果を発揮するのです。

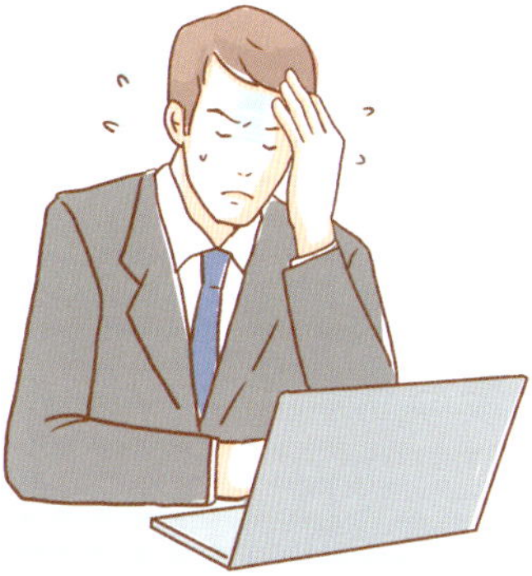

❶ 身体的疲労

たんぱく質の一種ＦＦ（ファティーグ・ファクター）が疲労の原因とされています。

❷ 精神的疲労

ストレスがたまることで生じる疲労。うつ病などを引き起こす要因にもなります。

❸ 脳疲労

仕事などで脳の緊張が続くと起こり、集中力や記憶力が下がってしまいます。

酢キャベツを食べることで、
代謝が高まり、疲労回復が促される！

疲労回復によい成分と食材

ビタミンE

疲れの原因のひとつである活性酸素を体内から除去。血行も促進し、身体の疲労を軽くします。

- モロヘイヤ
- ナッツ類
  （ヘーゼルナッツなど）
- あゆ
  …など

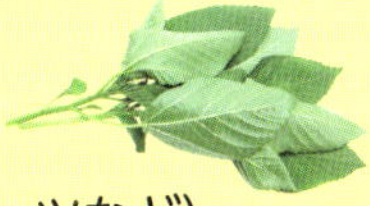

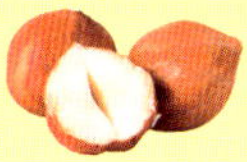

ビタミンB_1

糖質をエネルギーにする酵素の働きを助けることで、身体や脳が正常に働けるようにしてくれます。

- 豚肉
- うなぎ
  …など

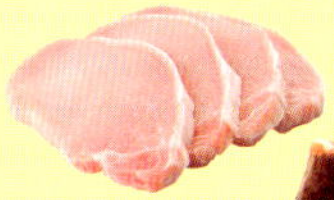

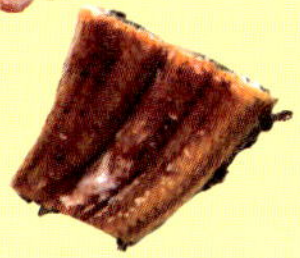

効能
7

動脈硬化抑制

重病の原因を未然に防ぐ

血液中のコレステロールが抑制される

がんに次いで日本人の死因に多いのが、心疾患、脳血管疾患などの血管系の病気です。その要因となるのが動脈硬化。私たちの身体は、年齢とともに血管が老化し、酸化して、血管の弾力性が失われて硬くなることで動脈硬化が進みます。すると、コレステロールやカルシウムなど、さまざまな物質が動脈内に沈着して血管を狭くします。とくにコレステロールなどが酸化した過酸化脂質は、血管内に蓄積すると体外に排出されず、体内に滞留して細胞を傷つけ破壊します。この状態を防ぐのが酢キャベツです。

キャベツは抗酸化力が非常に強く、野菜のなかでもトップクラス。キャベツのビタミンCが、過酸化脂質の合成を抑え、血中コレステロール値を下げます。また、豊富なカリウムが腸内の余分なナトリウムを排出し、血圧を抑制。食物繊維は胆汁酸を吸着して、肝臓や血液中のコレステロールをも抑えます。さらに、キャベツの辛み成分のイソチオシアネートが、動脈硬化を予防するのです。一方、酢がカルシウムの吸収率を高めることで、余分なカルシウムが骨から溶け出して血管壁に付着するのを防ぎます。

酢キャベツ以外にも、リノール酸を含むナッツ類や、オレイン酸を含むアボカドやオリーブ油もおすすめです。ただし、過剰摂取は肥満を促進するので注意しましょう。

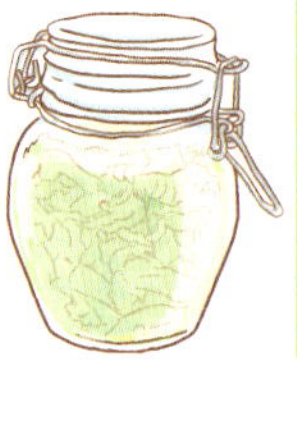

動脈硬化がもたらす病気の例

動脈硬化は知らぬ間に症状が悪化することが多いもの。そのまま気づかずにいると、さらなる重篤な病気を引き起こしかねません。

脳卒中

脳の血管の病気全般を指します。血管が破裂し出血する脳出血や、血管が詰まる脳梗塞などが挙げられます。

狭心症

心臓への血流が悪化することにより、心臓が酸欠になり発症します。胸部に圧迫されるような痛みが生じます。

心筋梗塞

心臓への血流が止まることで、心臓の筋肉が酸欠し、壊死してしまう症状。胸部への激痛などが起きます。

大《だい》動《どう》脈《みゃく》瘤《りゅう》

腹部や胸部の大動脈がこぶのような状態にふくれ上がる症状。放置することで破裂する可能性もあります。

腎梗塞

腎臓への血流に異常が生じ、腎臓の細胞が壊死する病気。腹部への激痛や血尿などの症状が現れます。

動脈硬化によい成分と食材

オレイン酸

血管をふさぐ要因となる悪玉コレステロールを減らし、善玉コレステロールを増やす働きをします。

- オリーブ油
- アボカド
- 紅花油

…など

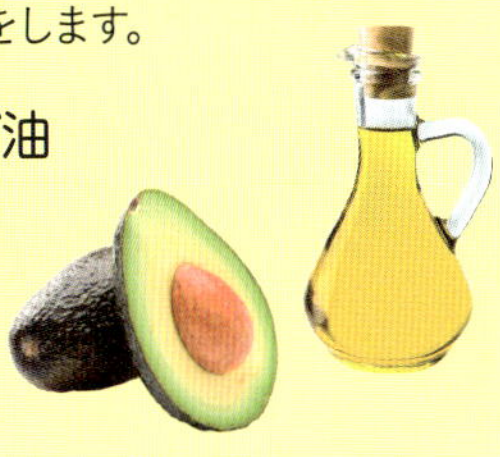

リノール酸

悪玉コレステロールを抑制し、血液をサラサラにして、動脈硬化をはじめとする血液疾患を予防します。

- ピーナッツ
- アーモンド

…など

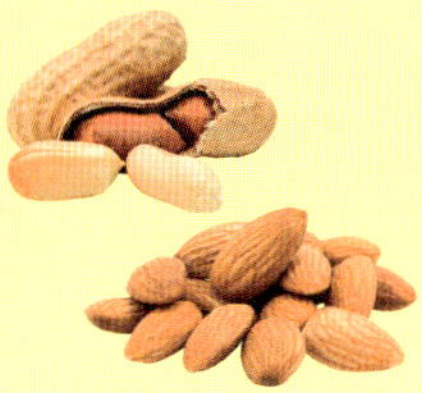

効能 8

若々しい外見と健康をキープ

ホルモン分泌促進

腸内が整い、身体の不調もなくなる

男性ホルモンであるテストステロンは、10代後半から20代にかけて分泌量のピークを迎え、年齢とともに減少します。一方、女性は出産や閉経により、女性ホルモンのエストロゲンが減少し、産後うつや肌荒れ、抜け毛、更年期障害などのトラブルが起こりやすくなります。

酢キャベツで腸内環境が整うことで、テストステロンやエストロゲンの分泌が活性化し、さまざまな不調を改善します。性ホルモンだけでなく、セロトニンやメラトニンなどの分泌も促進されます。

とくに、女性では酢キャベツでダイエットしつつ、バストアップも期待できます。これはキャベツに含まれるボロン（ホウ素）という成分が、エストロゲンの分泌を活性化させるためです。ちなみに、エストロゲンは心身の安定を促し、血中の悪玉コレステロールを抑えて動脈硬化を抑制する働きがあります。ほかにも破骨細胞の働きを抑えて、カルシウムの吸収を助け、骨粗しょう症を防ぎます。

酢キャベツのほかにも、ビタミンB群のひとつであるナイアシンを含むレバーやたらこ、さばなどは、性ホルモン、副腎皮質ホルモン、インスリン、甲状腺ホルモンなどの合成を促進します。また、成長ホルモンの自力分泌を促進して筋肉を増やすアルギニンは、鶏肉やえび、ナッツ類に多く含まれます。

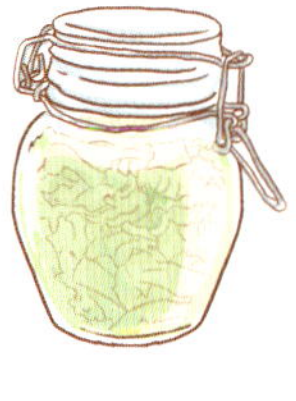

ホルモン不足が不調の原因

加齢などにより、男性ホルモンや女性ホルモンの分泌が減少。ホルモンが少なくなると、さまざまな身体の不調が現れるようになるのです。

ホルモン不足による症状の例

- ☐ めまい
- ☐ 動悸
- ☐ 息切れ
- ☐ 手足の冷え
- ☐ イライラ
- ☐ 頭痛
- ☐ 不眠
- ☐ 憂うつ感
- ☐ 疲労感
- ☐ 不安感
- ☐ ホットフラッシュ（身体のほてりと発汗）

とくに男性は疲労感、
女性はホットフラッシュになる人が多い！

ホルモン分泌によい成分と食材

アルギニン

脳下垂体を刺激することで、成長ホルモンの分泌を促します。これにより、筋力アップの効果ももたらします。

- 鶏肉
- えび
- ナッツ類（アーモンドなど）

…など

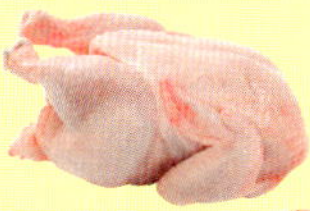
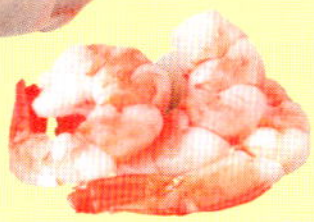

ナイアシン

性ホルモンをはじめ、甲状腺ホルモンや副腎皮質ホルモンといったホルモンの生成を手助けします。

- レバー
- たらこ
- さば

…など

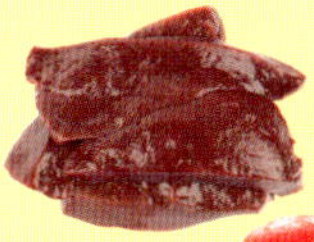
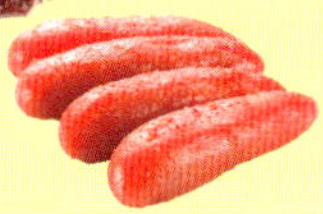

効能 9

美肌&美白効果

みずみずしくきれいな肌になる

豊富なビタミンが肌を美しく輝かせる

酢キャベツは肌のアンチエイジング効果ももたらします。キャベツは美肌ビタミンの代表格であるビタミンCを多く含みます。葉4枚弱で1日に必要なビタミンCが摂れる優れた美肌野菜です。

ビタミンCは肌を老化させる活性酸素を分解。メラニン色素を作り出すチロシナーゼという酵素の働きを抑え、紫外線ダメージから肌を守ります。

また、ビタミンCはコラーゲンを合成するうえでも欠かせない重要な成分です。コラーゲンの体内量は20歳代をピークとして、40歳代では半分になるといわれています。酢キャベツの持つビタミンCがコラーゲンの分泌を促して、肌に潤いとつや、ハリが与えられるようになるのです。

さらに、キャベツにはビタミンB群もあります。豊富なビタミンB_2が細胞の再生を助け免疫力を増進。肌荒れや脂性肌、鼻・口・目の周囲にできる湿疹・皮膚炎などのアレルギー症状を改善するビタミンB_6も含まれています。

酢キャベツとの食べ合わせには、リコピンを含むトマトがおすすめ。β-カロテンの2倍、ビタミンEの100倍の抗酸化力があり、コラーゲン産生を促し、メラニン生成に関わる酵素の発現を抑制します。また、パセリや納豆に含まれるビタミンKは、血行をよくし、肌のターンオーバーを正常化します。

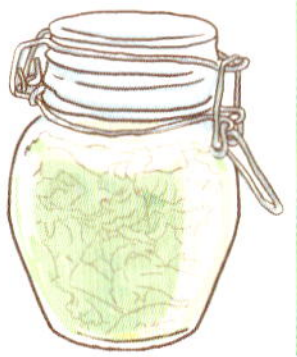

肌トラブルにはキャベツのビタミン

日常的に浴びている紫外線が原因で、シミができ肌がくすんでしまいます。キャベツに含まれるビタミンが、くすんだ肌をきれいに整えてくれるのです。

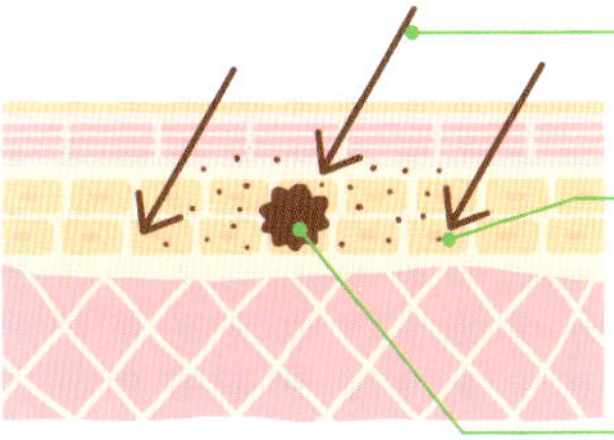

紫外線
紫外線を浴びることで、メラノサイトがメラニンを生成。

メラニン
皮膚を紫外線から守る働きをするものの、大量に作られるとシミになってしまいます。

メラノサイト（メラニン細胞）
紫外線に触れると皮膚を守ろうとしてメラニンを生成。

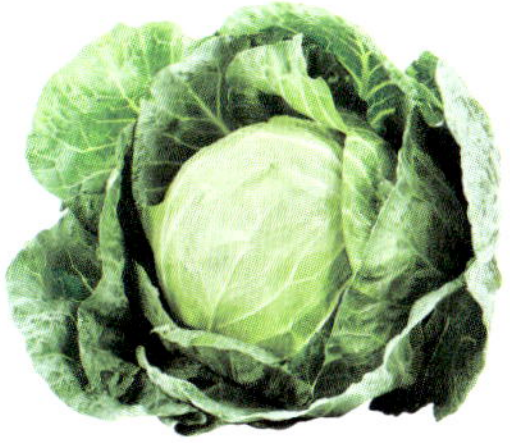

キャベツの成分が美肌に働く

ビタミンB
肌の修復や成長を促して、肌を整えてくれます。

ビタミンC
メラニンの沈着を防ぐことで、シミを予防します。

美肌・美白によい成分と食材

ビタミンK

血行をよくすることで、目の下にできるクマの解消などの効果をもたらし、肌の新陳代謝を正常に機能させます。

- パセリ
- 納豆
- モロヘイヤ

…など

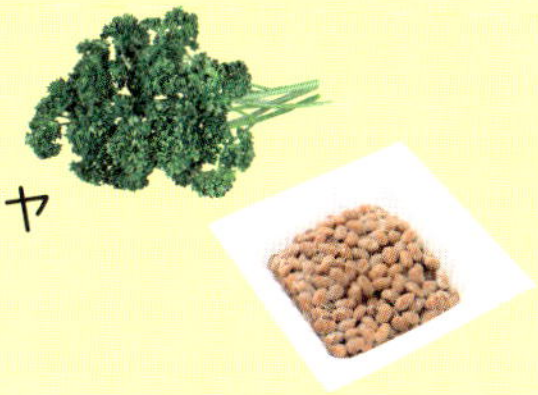

リコピン

活性酸素を抑えることでメラニン生成を防ぎます。また、コラーゲンの生成を促進する作用もあります。

- トマト
- スイカ
- あんず

…など

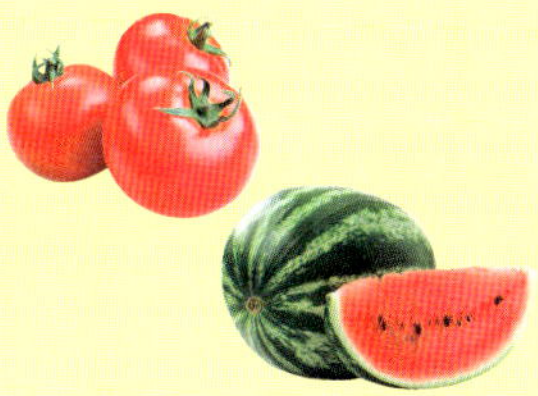

効能 10

アレルギー予防

善玉菌が有害物質を除去！

腸内を正常化し、アレルゲンを抑制

食物アレルギーやアトピー性皮膚炎、花粉症、ぜんそくなど、現在、日本人の２人に１人がなにかしらのアレルギー疾患を患っているといわれます。アレルギーは腸内環境と深く関係しています。腸内細菌が作っている短鎖脂肪酸が、アレルギー症状を抑えているのです。

とくに、子どもたちに食物アレルギーが多いのは、腸粘膜に穴が開いてしまう「リーキーガット症候群」が原因のひとつと考えられています。開いた穴から消化できていない食物や食品添加物、大腸菌などがもれ出し、血流にのって体内をかけめぐります。これらの敵に対して自己免疫が反応して、食物アレルギーを引き起こすのです。ほかにも、慢性疲労や過敏性腸症候群、糖尿病などもリーキーガット症候群が原因であることがわかっています。

酢キャベツを食べると、腸内の善玉菌が活性化し、善玉菌が病原菌と有害物質を排除し、アレルギー症状を改善します。キャベツのビタミンＵが腸粘膜を保護し、壊れた組織を修復。また、酢の酢酸が腸のぜん動運動を促進し、善玉菌を増やします。

酢キャベツ以外にも、青魚などに多いＥＰＡ・ＤＨＡなどが炎症反応を抑制してくれます。また、はちみつや黒酢に豊富なポリフェノールは、アレルギーを引き起こすヒスタミンの分泌を抑えます。

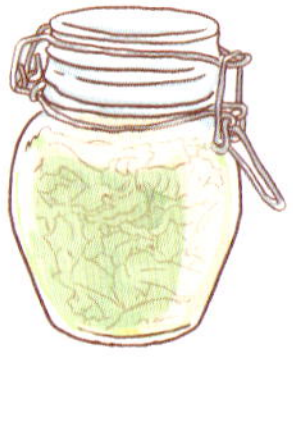

腸粘膜のトラブルでアレルギー発症

腸粘膜に穴が開くことで食物アレルギーの原因となるリーキーガット症候群。酢キャベツで腸粘膜を整えることで、症状が抑えられます。

正常な働きをする腸粘膜

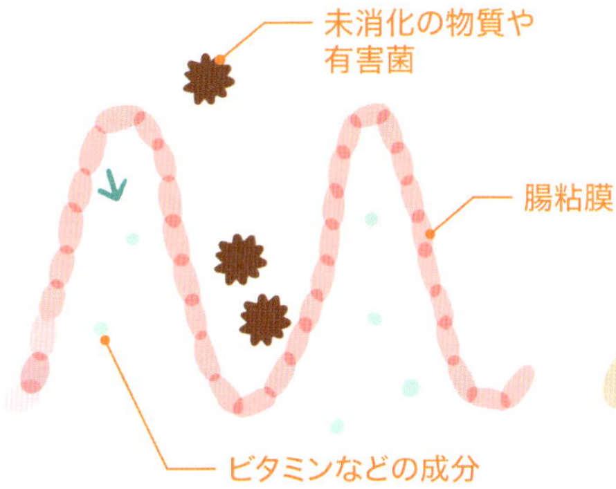

ビタミンなど分解された成分のみを吸収し、完全に消化できていない物質や有害な菌などはブロックします。

リーキーガット症候群になった腸粘膜

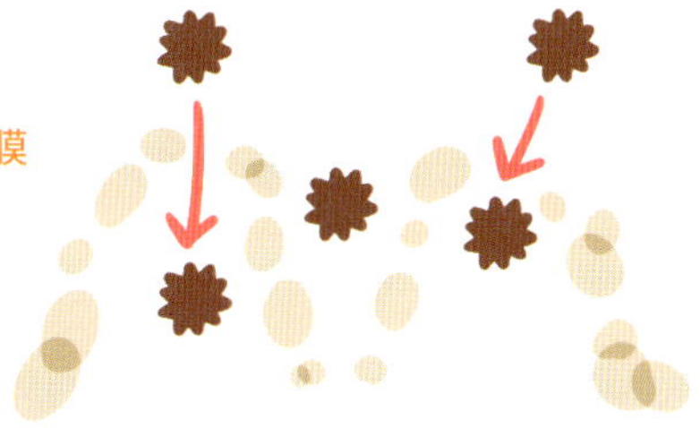

腸粘膜が炎症を起こし穴が開いてしまいます。その穴から、未消化の物質や有害な菌などが体内にもれ出してしまうのです。

アレルギーによい成分と食材

ポリフェノール

アレルギーの引き金となるヒスタミンを抑えて、粘膜を保護することで、症状が現れるのを防ぎます。

- はちみつ
- しょうが
- 黒酢

…など

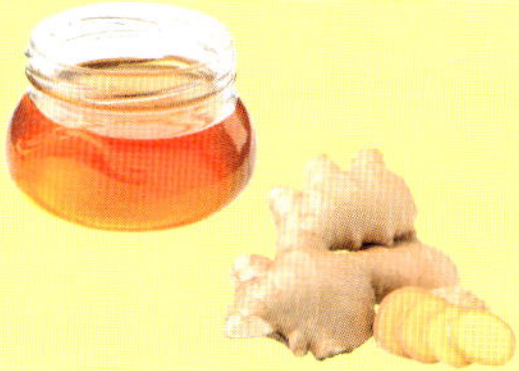

EPA・DHA

炎症の原因となる物質やアレルギー反応を促す物質を抑え、症状を緩和してくれます。

- 青魚(いわし、さんま)
- まぐろ
- ぶり

…など

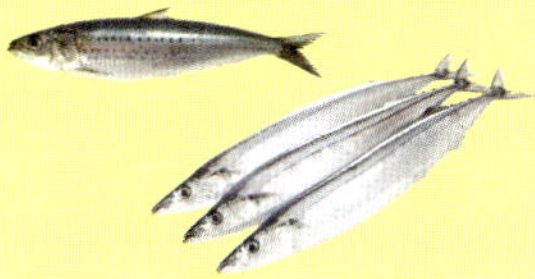

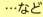

column

キャベツの起源はヨーロッパ

スーパーの野菜コーナーに行くと、必ずといっていいほど目にするキャベツ。いまではもっとも一般的な野菜のひとつに数えられますが、もともとキャベツは海の向こうからやってきたものなのです。

キャベツの起源をさかのぼると、そのルーツは紀元前の地中海沿岸にたどり着きます。キャベツの先祖はケールという青汁の原料にもなっている植物で、その葉は現在のように丸まっていませんでした。このケールを、地中海沿岸に侵入したケルト人が栽培。ヨーロッパに広がるようになりました。栽培が進むなかで葉の枚数が増えて丸くなり、13世紀ごろには結球して丸くなったキャベツが誕生したとされています。

そんなキャベツが日本に入ってきたのは江戸時代。18世紀の初めにオランダ人を通じて長崎に伝来しました。しかし、当時は食べるためではなく、観賞用の葉ボタンとして育てられていました。

明治時代に入ってから食用として栽培が行われ、戦後の食の欧米化に追い風を受けて急速に広まりました。日本に合った品種が育てられるようになり、いまでは食卓に欠かせない野菜のひとつとなったのです。

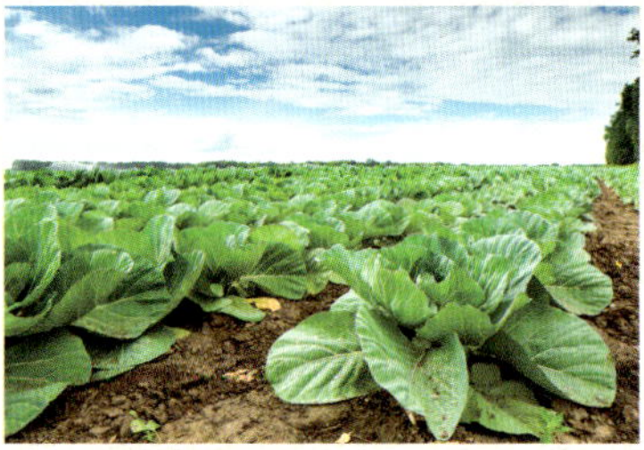

キャベツは
地中海出身

実践編

酢キャベツのキホンと作り方

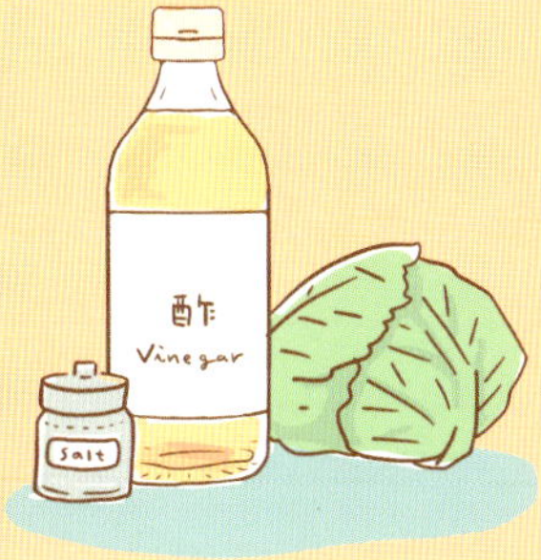

毎日食べることを習慣づけたい酢キャベツは、
そのまま食べてもよし、料理に加えてもよしという
どんな食べ方をしてもおいしい健康食です。
そんな酢キャベツの作り方を紹介します。

手軽でおいしい

酢キャベツの作り方

酢キャベツの健康効果を得るには、毎日継続的に食べたいところ。ここでは、そのまま食べても料理に加えてもおいしい酢キャベツの作り方を紹介します。

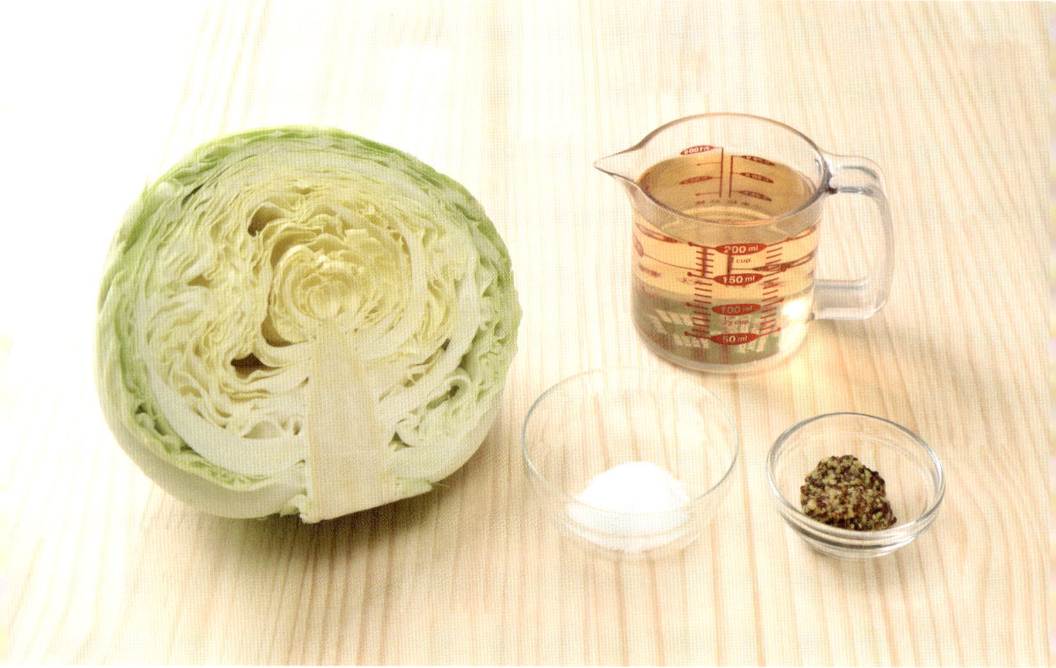

保存ビンがあると便利

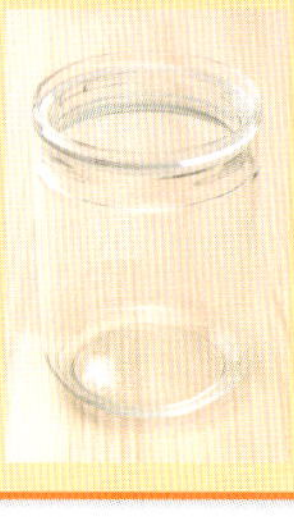

左ページでは保存バッグを使用しますが、長期間おいておくと水分がもれることがあります。完成後は煮沸したビンに移し替えるとよいでしょう。

材料（作りやすい分量）

キャベツ	**大1/2玉（500〜600g）**
塩	**小さじ2**
酢	**200mℓ**
粒マスタード	**小さじ2（お好みで）**

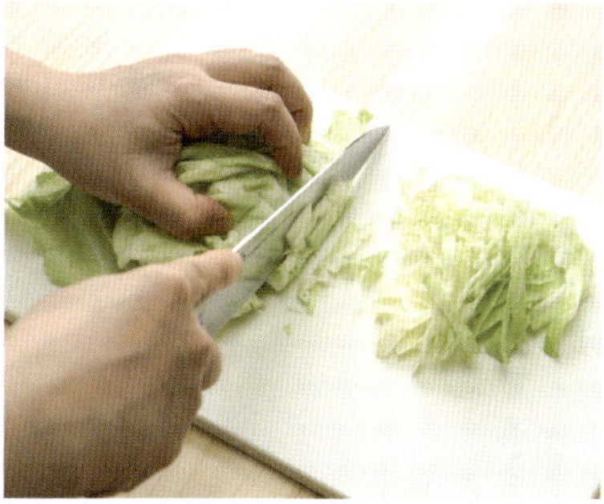

1 キャベツは葉をはがして洗い、水気をよくきり、細切りにする。

▼

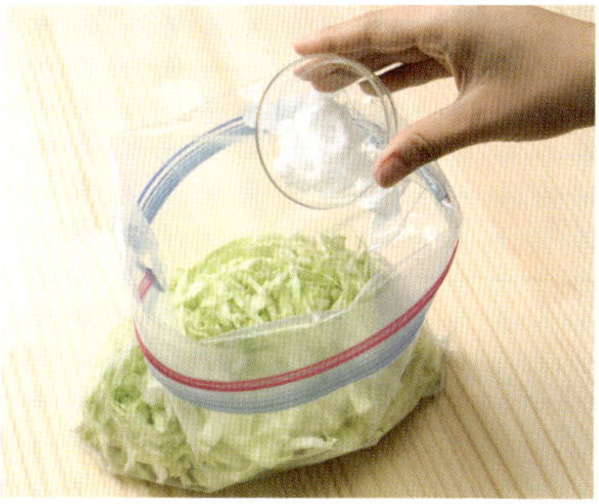

2 1のキャベツを保存バッグに入れ、塩を加えてバッグの口を閉じる。

▼

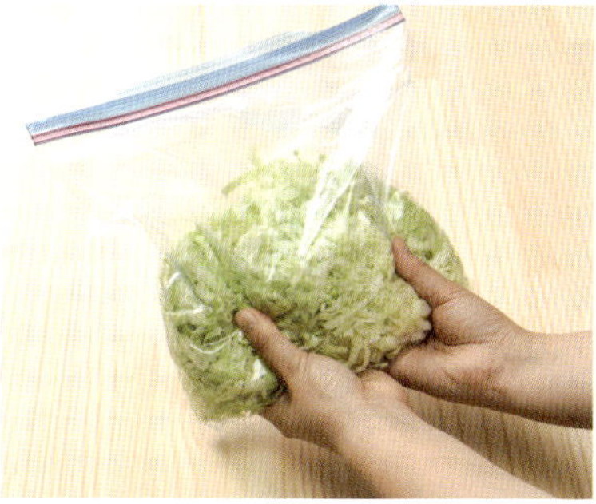

3 キャベツがしんなりするまで軽くもむ。電子レンジで1分30秒～2分加熱してもむとしんなりしやすい。

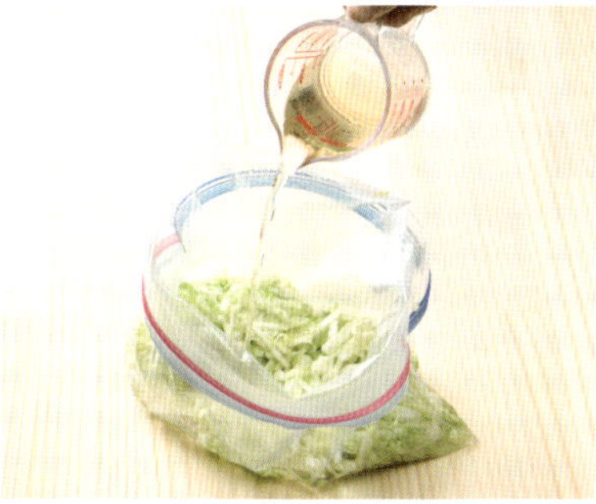

4 キャベツがしんなりしたところでバッグの口を開け、酢を注ぐ。

▼

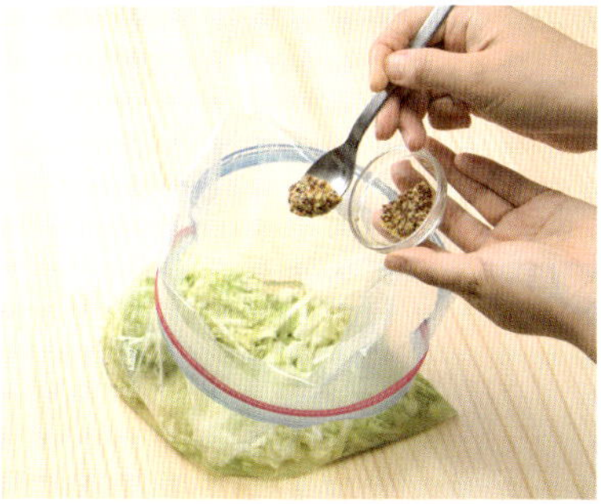

5 粒マスタードを加える際は、ここで加えて軽くもむ。

▼

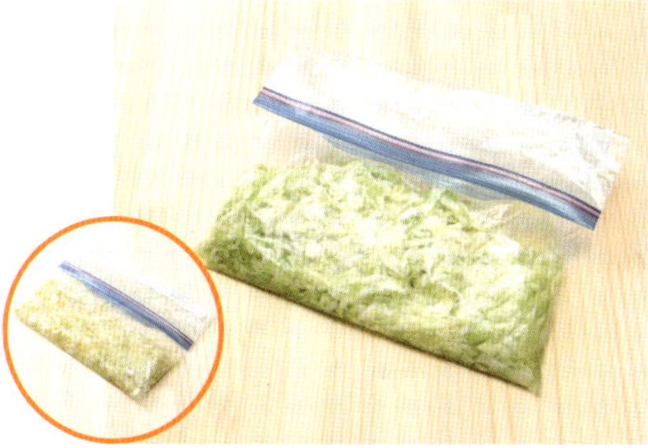

6 再び口を閉じれば完成。半日ほど漬け込むと、キャベツの色が抜けて白っぽくなり、食べごろに。

色も形も
さまざま

キャベツの種類

日ごろスーパーでみかけるキャベツには、多様な仲間が存在します。ここでは、なじみのあるものから一風変わったものまで、キャベツの種類を紹介します。

紫キャベツ

鮮やかな紫色をしたキャベツ。肉厚な葉が特徴で、サラダやピクルスに使われることが多い。紫色の色素・アントシアニンはポリフェノールの一種で、視力の改善や肥満予防、花粉症予防などの効果を持つ。

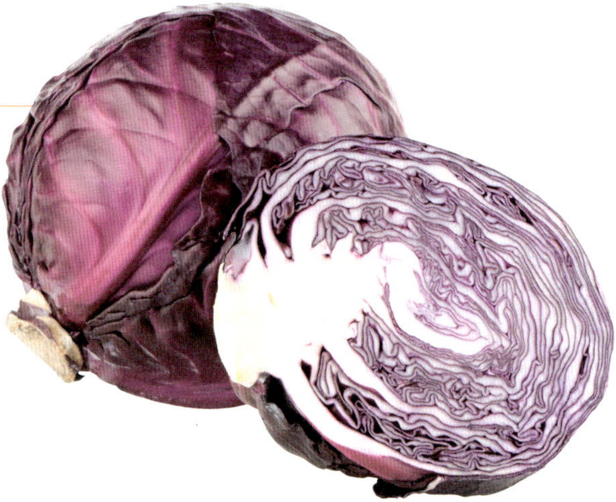

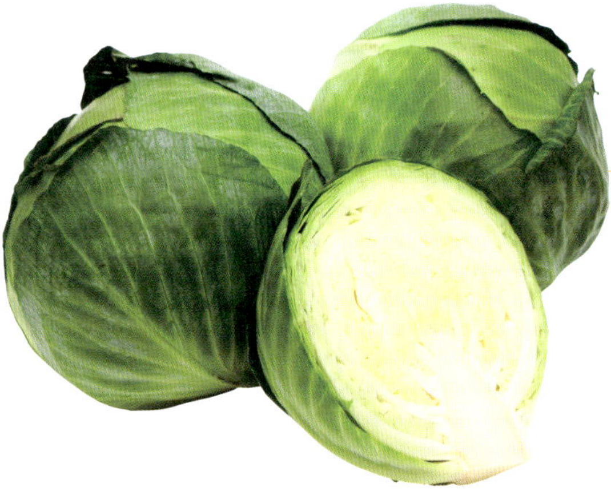

グリーンボール

普通のキャベツと比べてひと回りほど小ぶりで、その名のとおり緑色の球形をしているのが特徴。栄養価が普通のキャベツよりも高い。肉厚な葉は柔らかく、生食にも加熱料理にも適している。

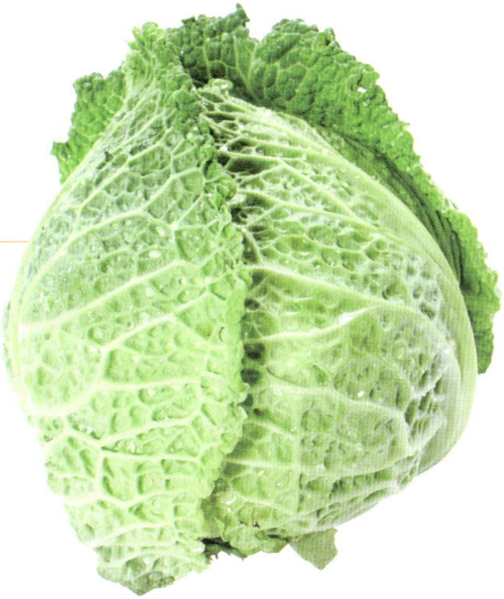

ちりめんキャベツ

織物のちりめんを思わせる、葉の細かいしわが特徴。サボイキャベツとも呼ばれ、日本よりもヨーロッパで広く親しまれている。繊維が多く煮くずれしにくいので、煮込み料理との相性がよい。

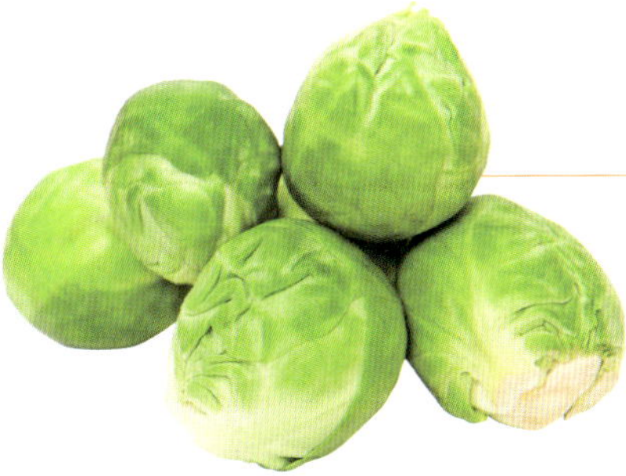

芽キャベツ

大きさが2～4cmほどの、一口サイズのキャベツ。煮込み料理や炒め物などに使われる。水分量は少ないが、ビタミンCを豊富に含んでおり、味が普通のキャベツよりも濃厚。

意外な形のキャベツの仲間

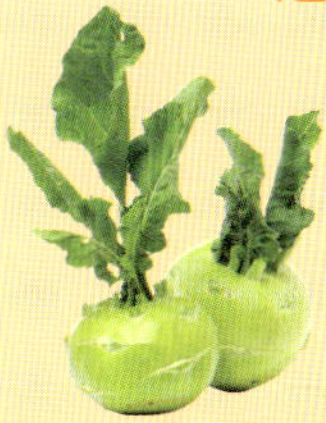

コールラビ

かぶのような形に肥大した茎が特徴。ビタミンAやビタミンCをたくさん含んでいる。

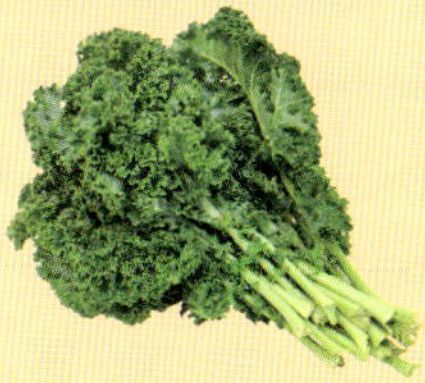

ケール

カルシウムやビタミンAなどが豊富な「青汁」の原料。キャベツの原型といわれている。

好みのものて健康に

酢の種類

さまざまな種類が存在する酢。原料や製造方法によって、その味わいが異なります。自分に合った酢を見つけ、好みの酢キャベツを漬けてみるのもよいでしょう。

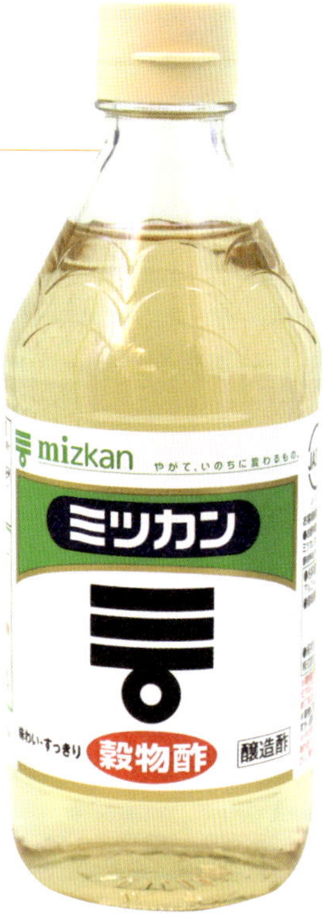

穀物酢

安価な酢で手に入れやすい、もっとも一般的な酢。くせのないさっぱりとした味わいが特徴。小麦や米、コーンなどが原材料として使われている。

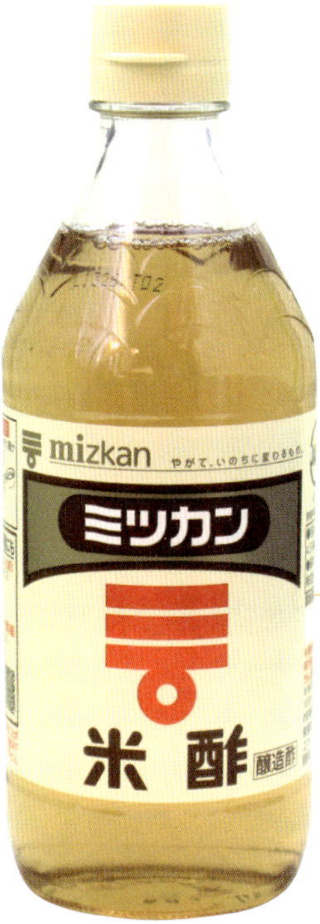

米酢

米を原料として造られた酢。1ℓあたりに米が40g以上使用されているものをいう。米の甘みと旨みが含まれており、味にまろやかさがある。

造方法で味わいが変わる！

りんご酢

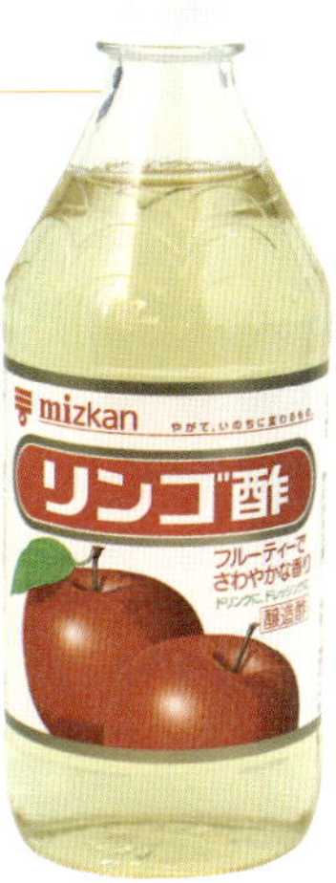

その名のとおりりんごから造られており、フルーティーな風味と、爽やかな香りがする。ほかの酢に比べて、むくみ解消効果のあるカリウムをたくさん含む。

黒酢

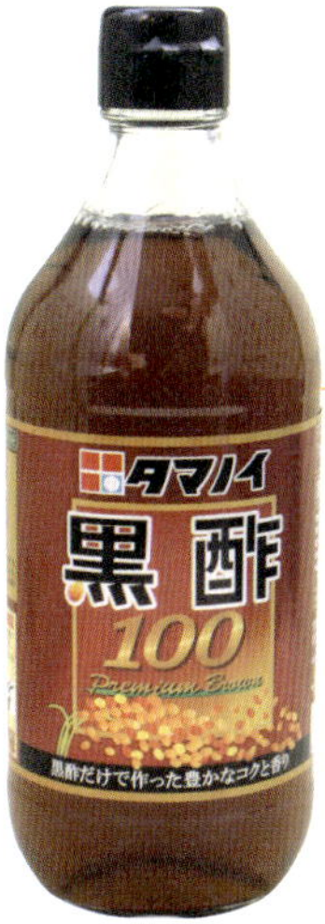

長期間熟成し、麹菌を発酵させるため、色が琥《こ》珀《はく》色に変化している。クエン酸やアミノ酸が豊富で、疲労回復やダイエット効果が期待できる。

ワインビネガー

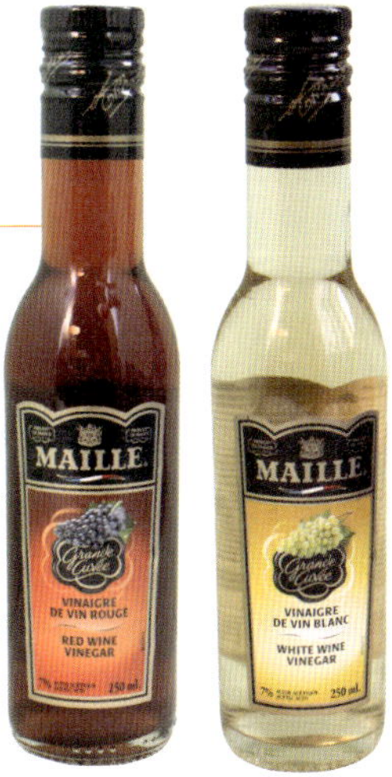

ぶどう果汁が原料で、ワインと似た渋みや香りを持つ。白ワインビネガーは整腸作用、赤ワインビネガーはコレステロール抑制効果を秘めている。

バルサミコ酢

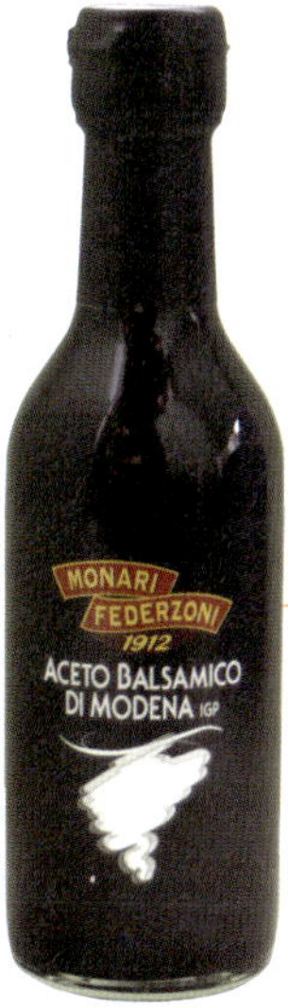

ワインビネガー同様、ぶどう果汁が原料になっている。熟成期間が長く、クエン酸やアミノ酸、ポリフェノールが豊富。生活習慣病の予防などに効果がある。

原料や製

疑問を解決！

酢キャベツQ&A

健康のために毎日食べたいけれど、こんなときはどうする？
そんな酢キャベツの疑問点をQ&A形式でまとめました。

Q 1食に食べる量の目安は？毎日食べるべきですか？

A 必ずこの量を食べなくてはいけないという決まりはありませんが、1食につき小皿1杯、およそ100gを目安にするとよいでしょう。大切なのは食べる量ではなく、毎日継続すること。個人差もありますが、2週間ほど食べ続けると、健康効果が現れてきます。

Q 保存期間は何日くらいですか？

A 季節によって異なりますが、冷蔵庫で7〜10日間ほど保存することができます。保存バッグでは水気がもれ出るおそれがあるので、できればビンなどしっかりとした密閉容器に移し替えることをおすすめします。常温ではなく、必ず冷蔵庫で保存するようにしてください。

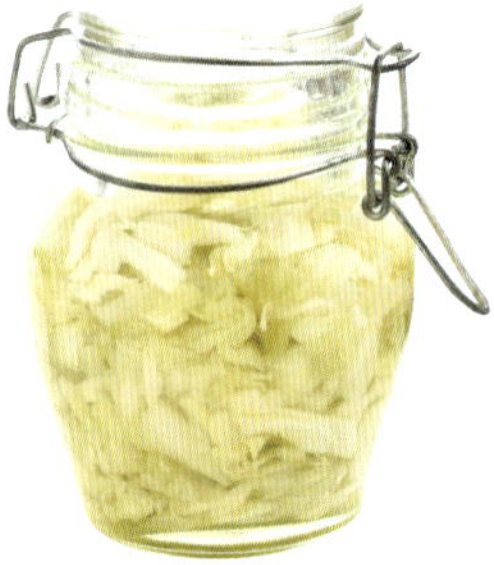

Q 長期間漬けることによって健康効果が増えますか？

A 長い時間、酢にキャベツを漬け込むと、乳酸菌が発酵して増えていくので、腸内環境を整えるなどの健康効果がより強くなります。ただし、7～10日間を目安に食べきるようにしましょう。

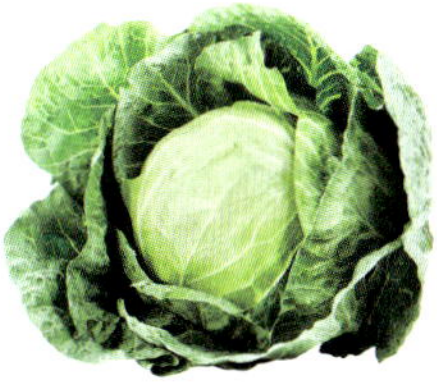

Q 漬けてすぐに食べられますか？漬けてどれくらいたつと食べごろでしょうか？

A 漬けてすぐに食べることは可能です。ただし、半日経過したもののほうが酢とキャベツがなじんでより食べやすくなっています。また、漬け込む時間が長いほど、酢キャベツの健康効果は高まっていきます。

Q 酢キャベツの漬け汁はどうすればよいのでしょうか？

A 48・54・72・98ページのレシピのように料理に使用したり、酢キャベツと一緒に摂ってもよいでしょう。酢を15mℓ摂ることで、血圧が正常値まで下がったという実験結果もあります。高血圧で悩んでいる方は、漬け汁も合わせて食べてみてはいかがでしょうか。

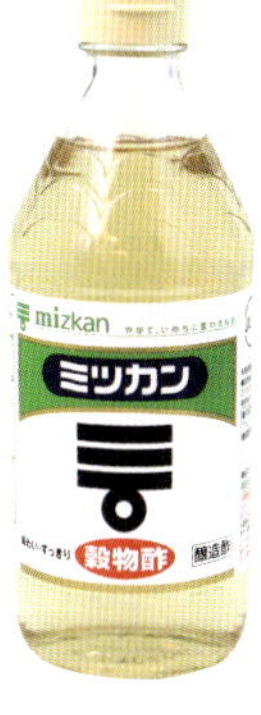

Q 酢キャベツは1日のうち、いつ食べればよいですか？

A 毎日の食事と一緒に摂るとよいでしょう。ちなみに、酢キャベツを最初に食べると満腹中枢が刺激されて、食べすぎを防ぐ作用があります。

Q 酢にはさまざまな種類がありますが、どの酢を使うべきでしょうか？

A 醸造酢であれば、どんな酢を使用しても構いません。酢はその材料や製造方法によって、味や特徴が違います（40ページ参照）。自分の好みに合った酢で酢キャベツを作るとよいでしょう。

column

切り方ひとつで食感が変わる？

酢キャベツを作るにはまずキャベツを細切りにしますが、刻み方によって歯ごたえが変わるのをご存じでしょうか。

野菜には繊維があり、繊維に沿って切ると歯ごたえが残ります。キャベツも同様で、芯が縦になるようにおいて刻むと繊維に沿って刻むことになり、シャキシャキの食感が楽しめます。一方、キャベツの芯に対して垂直に包丁が入るように刻むと、歯ざわりが柔らかい細切りができます。

ちなみに、半分に切ったキャベツの切り口をピーラーで削ると、簡単に細切りにすることができます。

レシピ

肉の料理

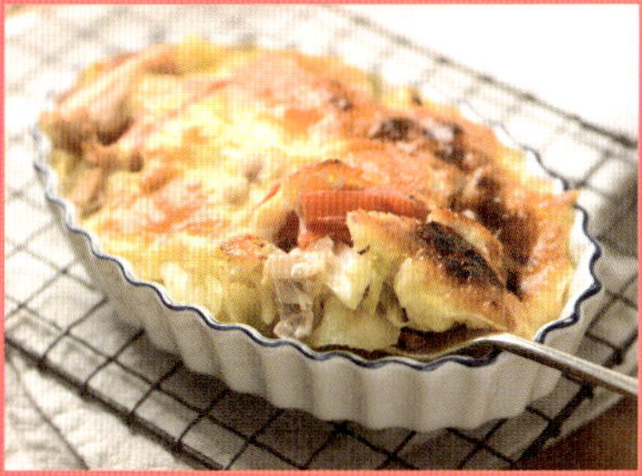

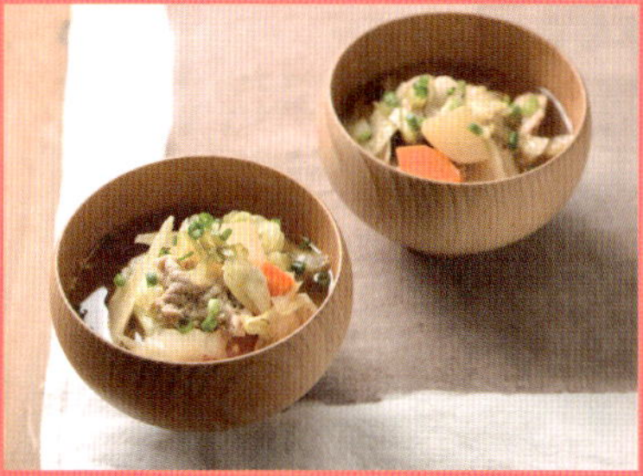

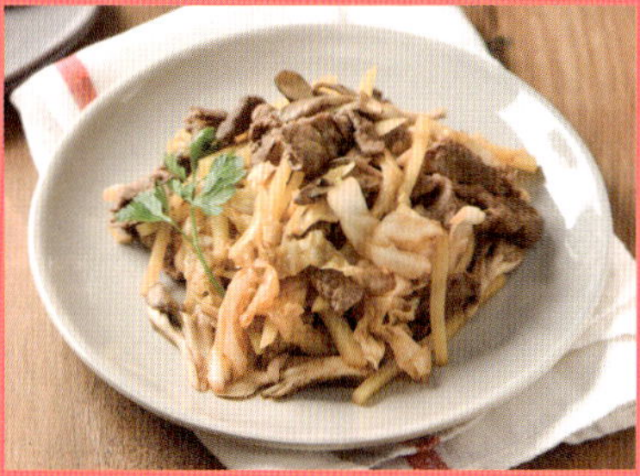

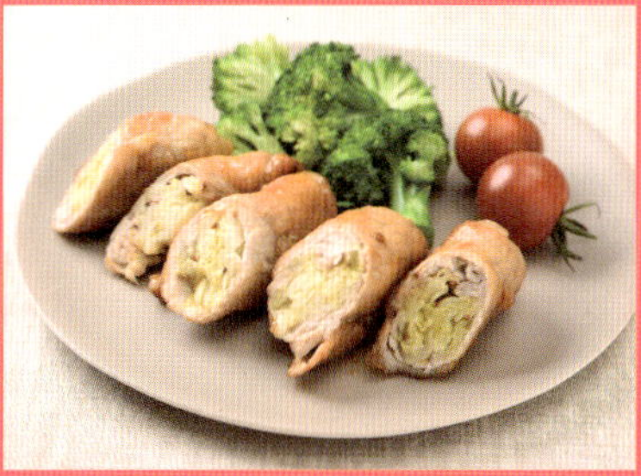

鶏肉、豚肉、牛肉。酢キャベツはどんな肉とも相性抜群。
肉の脂っぽさを酢キャベツの酸味がやわらげてくれます。
炒めたり、焼いたり、煮込んだりなど、調理方法もいろいろ。
酢キャベツはどんな肉料理にもぴったりです。

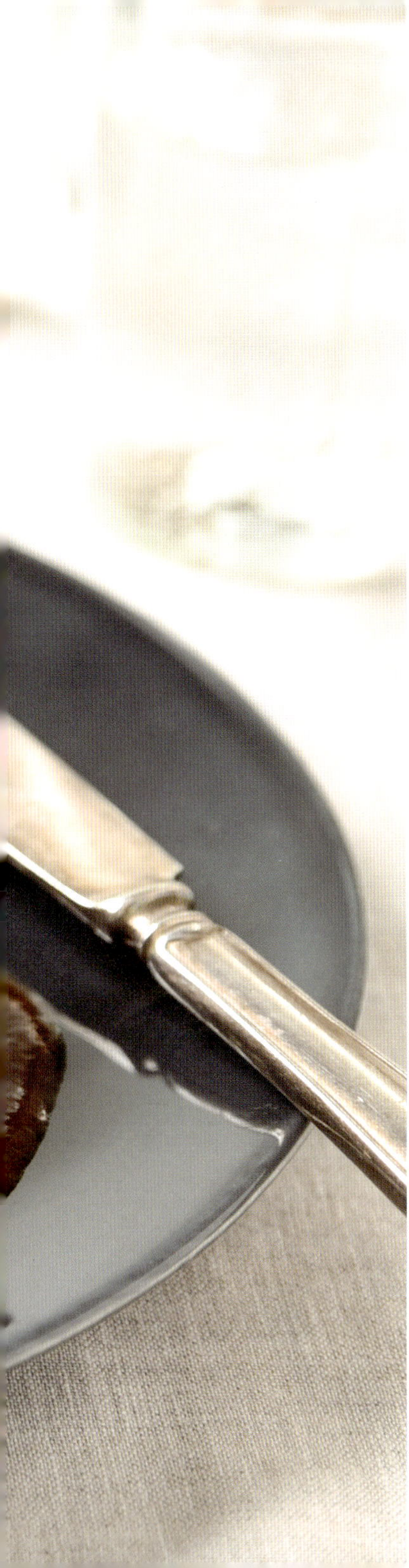

ボリュームUP
カロリーDOWN

ヘルシーな
ハンバーグにチェンジ！

酢キャベツ入り ハンバーグ

材料（2人分）

合いびき肉	200g
塩・こしょう	各少々
パン粉	大さじ3
溶き卵	1/2個分
酢キャベツ	**150g**
A トマトケチャップ	大さじ2
A ウスターソース・酒・水	各大さじ1
A マスタード	小さじ1
ベビーリーフ	適量
サラダ油	大さじ1/2

作り方

1 ボウルにひき肉と塩、こしょうを入れ、粘りが出るまで手でよく混ぜる。パン粉と溶き卵を加えてさらによく練り混ぜ、酢キャベツを加えて混ぜる。なじんだら2等分し、小判形に整える。

2 フライパンにサラダ油を強火で熱し、1を並べて入れ、両面にこんがりと焼き色をつける。弱火にしてふたをし、7〜8分蒸し焼きにする。

3 2にAを混ぜて加え、再びふたをして2〜3分蒸し焼きにする。器に盛ってベビーリーフを添え、フライパンに残ったソースを上からかける。

Point

肉だねに酢キャベツを混ぜると、ボリュームが出るだけでなく、シャキシャキとした食感で食べごたえもアップ。さっぱり味のヘルシーなハンバーグに仕上がります。

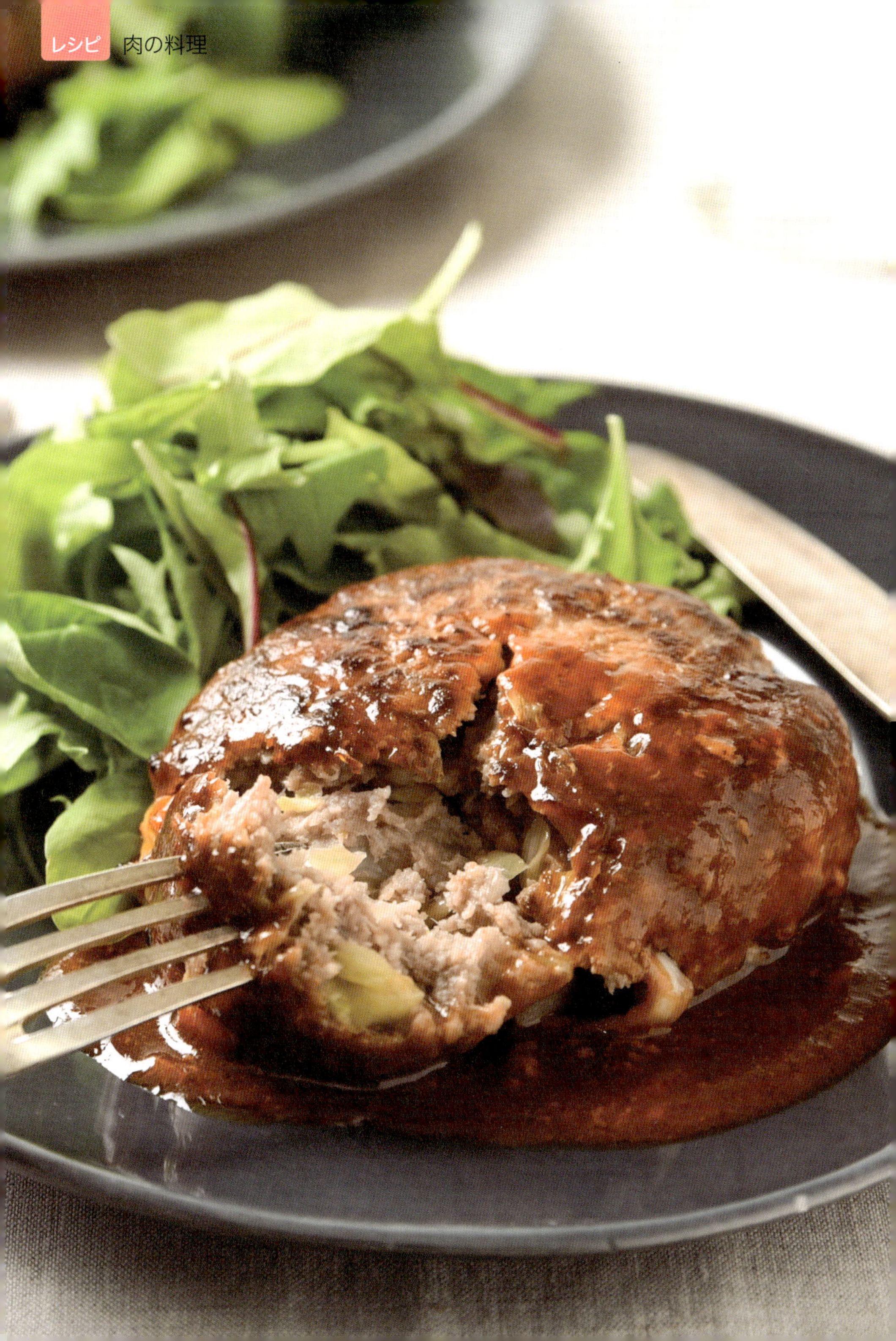

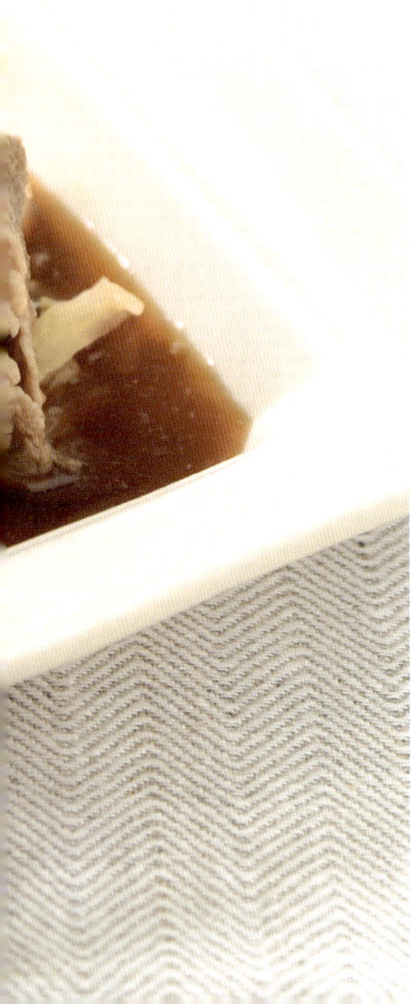

栄養バランスがとれた一皿

すっぱさが食欲を増進する！

豚しゃぶと焼き野菜の南蛮酢

材料（2人分）

豚ロース しゃぶしゃぶ用肉　160g
れんこん　60g
にんじん　1/4本

A
- しょうゆ・酢※　各大さじ2
- 砂糖　大さじ1
- みりん　小さじ2
- だし汁　50mℓ
- 赤唐辛子　1本

酢キャベツ　80g
ごま油　小さじ1

※酢は、酢キャベツの漬け汁を使っても構いません。

作り方

1 れんこんとにんじんは皮をむき、それぞれ薄い半月切りにする。
2 フライパンに豚肉を広げて並べ、ごく弱火で肉の脂を出すようにして焼く。上下を返し、焼き色がついたら取り出す。
3 2のフライパンにごま油を加えて中火で熱し、1を並べてときどき上下を返しながら火を通す。
4 ボウルにAと酢キャベツを入れて混ぜ、2と3を加えてなじませ、器に盛る。

Point

肉は脂の旨みを生かして焼き、ごま油でコクをプラス！　肉と野菜を熱々の状態で酢キャベツ入り南蛮酢に漬け込むと味がなじんでおいしい。

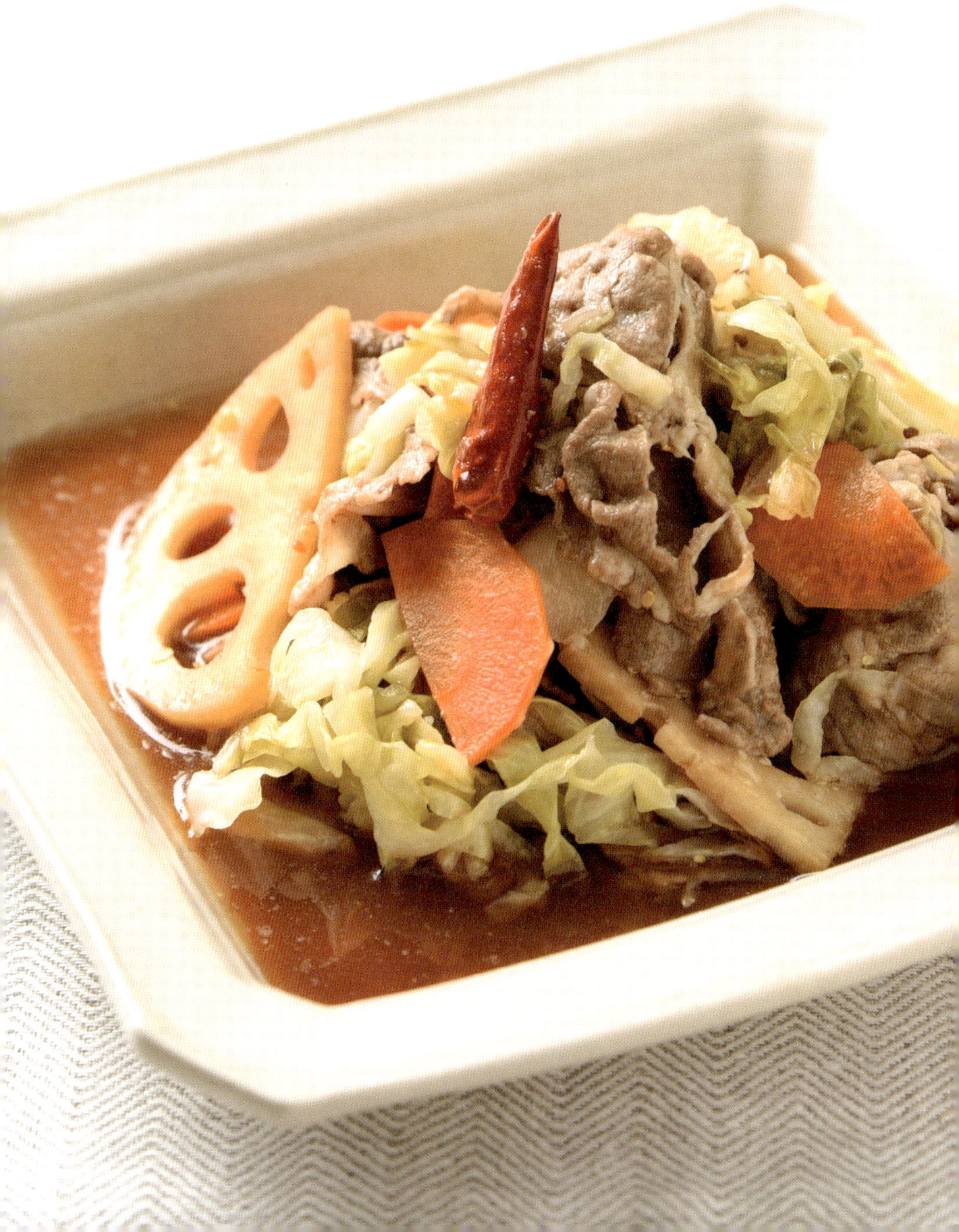

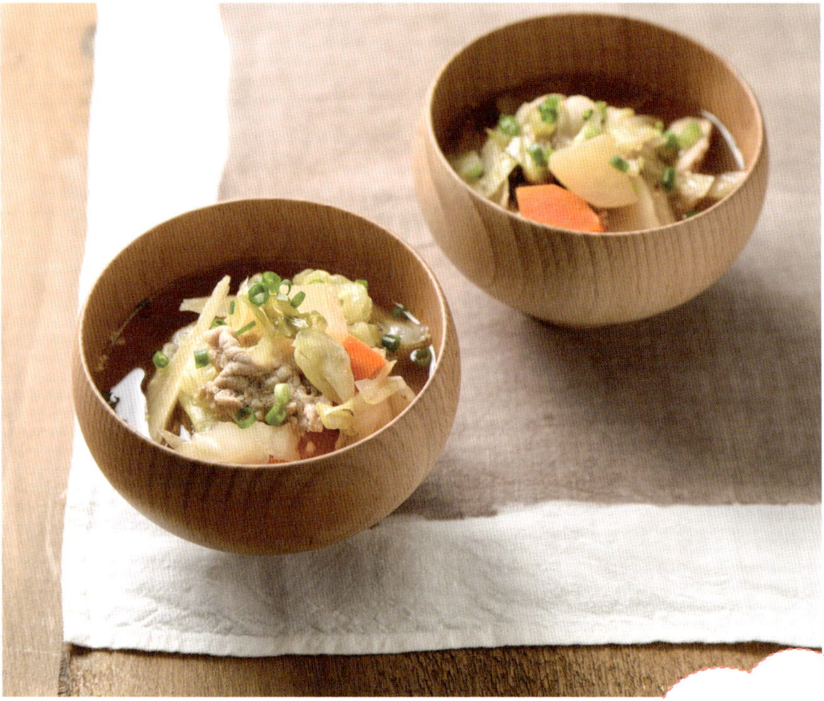

おなじみの味を
酢キャベツで
アレンジ！

酢キャベツは火を通しすぎずに食感を楽しんで！

さっぱり豚汁

材料（2人分）

大根	60g
にんじん	1/4本
ごぼう	40g
豚赤身こま切れ肉	100g
酢キャベツ	**60g**
A［ だし汁	400mℓ
A［ 酒	大さじ1
みそ	大さじ1と1/2
しょうゆ	小さじ1
万能ねぎ（小口切り）	適量
ごま油	大さじ1/2

作り方

1 大根とにんじんは皮をむいて1cm厚さのいちょう切りにする。ごぼうはよく洗ってささがきにし、豚肉は大きければ2〜3等分に切る。

2 鍋にごま油を中火で熱し、1の野菜を入れて全体につやが出るまで炒める。豚肉を加えてさっと炒め、Aを加えて煮立て、アクを取る。弱めの中火にしてさらに7〜8分煮る。

3 2にみそを溶き入れてしょうゆを加え、酢キャベツを加えてひと煮したら火を止める。器に盛り、万能ねぎをのせる。

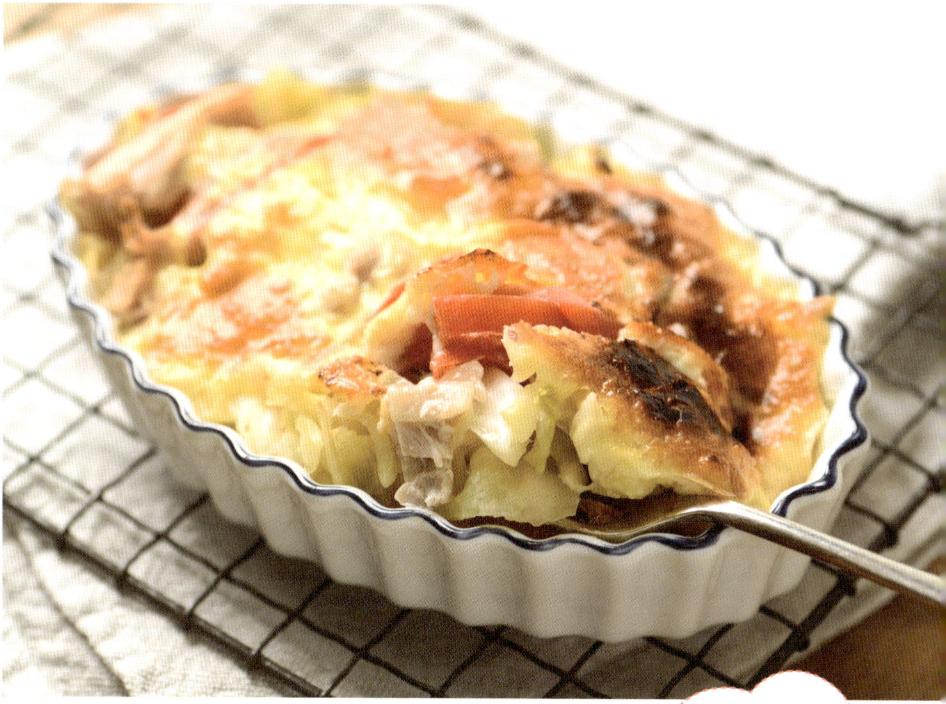

たっぷりの
酢キャベツで
満腹感UP

食べごたえのある、低糖質レシピ

チキンチーズグリル

材料（2人分）

	鶏もも肉	1/2枚（約150g）
	塩・こしょう	各少々
	酒	小さじ2
トマト		1個
卵		1個
A	マヨネーズ	大さじ1
A	ピザ用チーズ	30g
酢キャベツ		**120g**

作り方

1 鶏肉は一口大のそぎ切りにし、塩、こしょうをふる。耐熱皿に並べて酒をふり、ラップをふんわりとかけて電子レンジで2分加熱する。トマトは半分に切り、1cm幅に切る。

2 ボウルに卵を溶きほぐし、Aを加えて混ぜる。

3 グラタン皿に1の鶏肉とトマト、酢キャベツを入れて2をかけ、オーブントースターで10〜12分焼く（途中焦げそうな場合は、アルミホイルをかぶせる）。

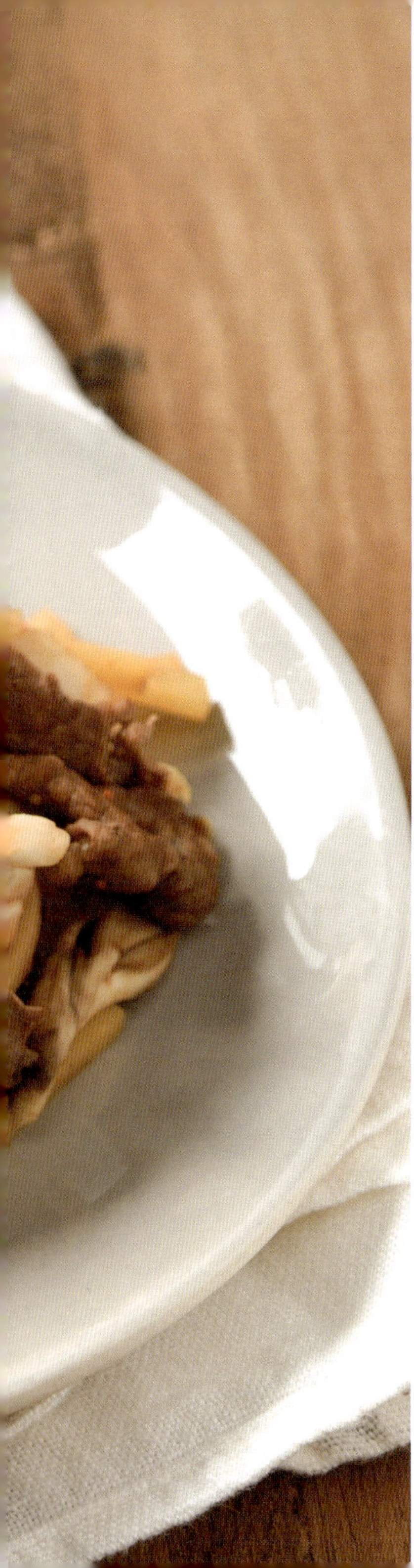

子どもも喜ぶ
ケチャップ味の
おかず

ビタミンCの豊富な
じゃがいもがたっぷり！

牛肉と野菜の酢キャベツ炒め

材料（2人分）

牛切り落とし肉　140g
じゃがいも　大1個（200g）
まいたけ　1パック
酢キャベツ　80g

A
- トマトケチャップ　大さじ2
- ウスターソース　大さじ1/2
- しょうゆ　小さじ1

オリーブ油　大さじ1/2

作り方

1 牛肉は大きければ半分に切る。じゃがいもは千切りにして水にさらし、水気をきる。まいたけはほぐす。

2 フライパンにオリーブ油を強めの中火で熱し、牛肉を広げながら加えて炒める。肉の色が変わってきたら、1のじゃがいもを加えてつやが出るまで1〜2分炒める。まいたけと酢キャベツを加え、なじむように炒める。

3 Aを加えて手早く炒めて器に盛り、あればイタリアンパセリ適量（分量外）を添える。

Point

酢キャベツがすでにしんなりしているので、炒め物の時短テクニックとしてもおすすめ。粒マスタード入りの酢キャベツ（36ページ）がよく合います。

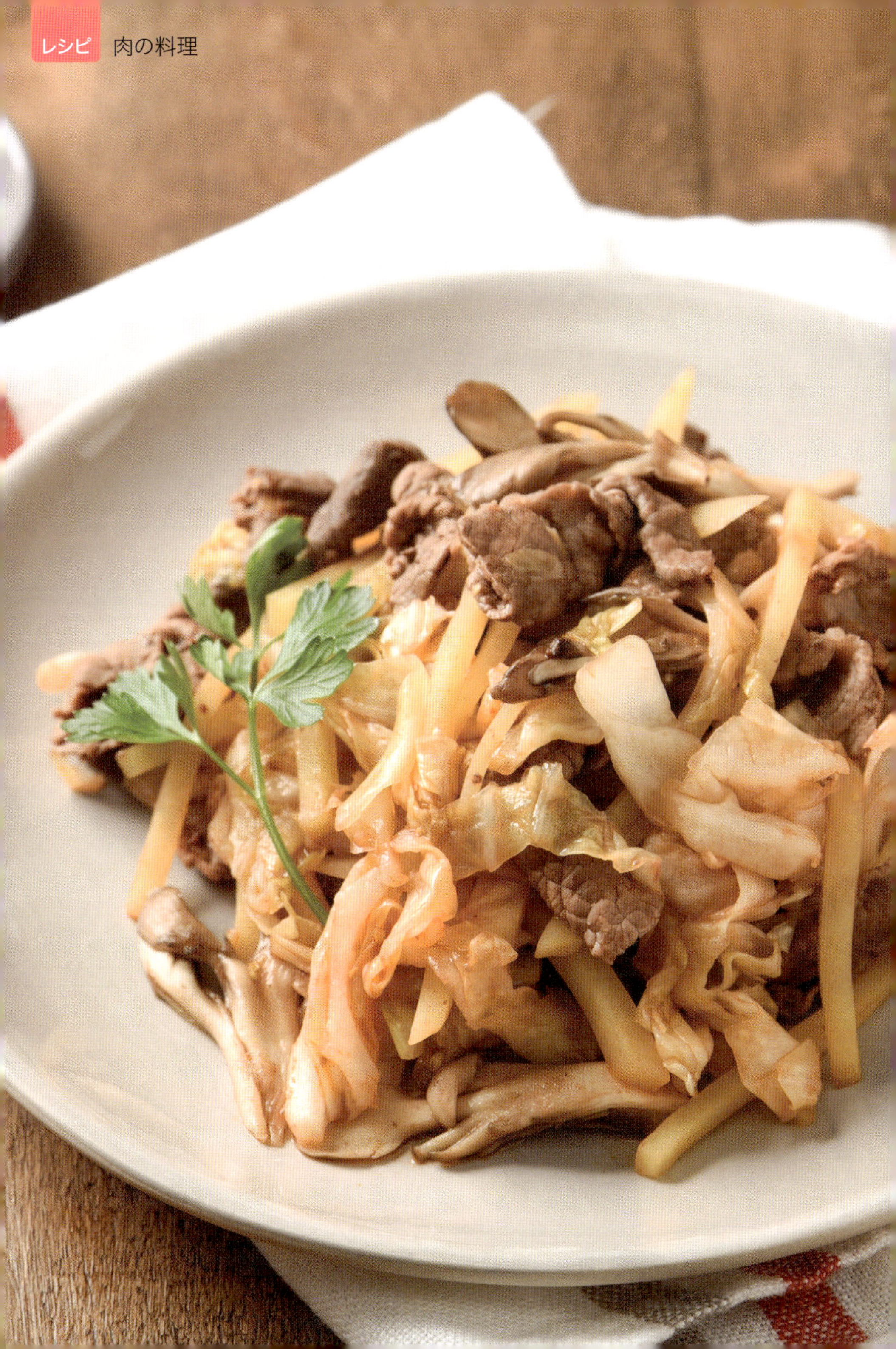

疲れた身体に
酢キャベツと
梅干しのおかず

梅干しのクエン酸がダイエットをサポート！

鶏手羽中のさっぱり梅煮

材料（2人分）

	鶏手羽中	8本
	長ねぎ	1本
A	だし汁	100mℓ
A	酒・砂糖	各大さじ1
A	塩	小さじ1/4
A	しょうゆ	大さじ1/2
A	酢※	大さじ2
	梅干し	1個
	酢キャベツ	**120g**
	ごま油	小さじ1

※酢は、酢キャベツの漬け汁を使っても構いません。

作り方

1 鶏手羽は骨に沿って切り込みを入れる。長ねぎは5cm長さのぶつ切りにする。

2 フライパンにごま油を中火で熱し、鶏手羽の皮目を下にして並べ、2〜3分焼く。焼き目がついたら、上下を返して端に寄せ、長ねぎを並べる。こんがりと焼き色がついたら、鶏手羽とともに取り出す。

3 同じフライパンにAを加えて強火で煮立て、2を戻し入れてもう一度煮立てる。アクを取ってから梅干しを加え、弱めの中火にして7〜8分煮る。酢キャベツを加えて、さらに5分ほど煮る。

Point

鶏手羽は、骨に沿って切り込みを入れることで、肉が骨からきれいにはずれるようになり、食べやすくなります。

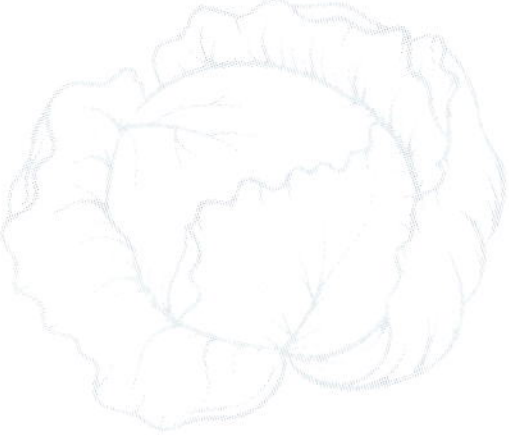

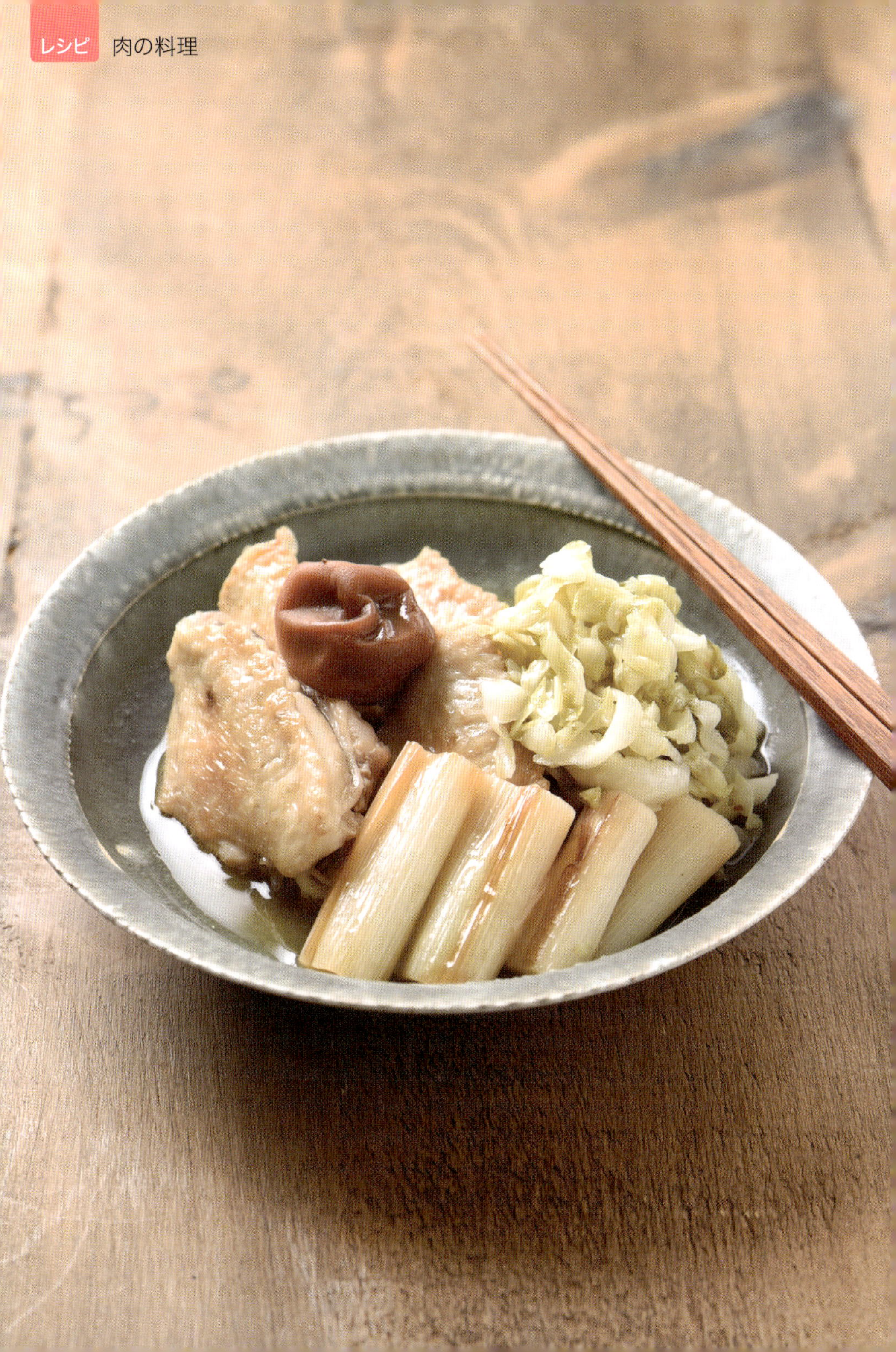

リコピンたっぷりのトマトをプラス！

酢キャベツとトマトのすき焼き

2つの酸味が
絶妙にマッチ

材料（2人分）

牛薄切り肉	200g
トマト	大1個（200g）
玉ねぎ	1/2個
┌ **酢キャベツ**	**120g**
└ パセリ（みじん切り）	2枝分
A ┌ 砂糖	大さじ1と1/2
みりん	小さじ2
酒・しょうゆ	各大さじ2
└ 水	100mℓ
にんにく（みじん切り）	1片分
オリーブ油	小さじ2

作り方

1 トマトはくし形、玉ねぎは繊維を断ち切るようにして7〜8mm幅に切る。酢キャベツとパセリは混ぜ、Aは合わせる。

2 鍋にオリーブ油とにんにくを入れて弱火で熱し、香りが立ったら玉ねぎを加えてさっと炒める。つやが出たら玉ねぎを寄せ、牛肉を加えて焼き色をつける。

3 2をさらに寄せ、パセリ入り酢キャベツを加えて、Aを注ぐ。煮立ったら、トマトを加えて中火で5分ほど煮る。

Point

酢キャベツとトマト、2つの酸味が絶妙にマッチ。少しトマトが煮くずれしたら、食べごろです。余熱でも火が入るので、様子を見ながら早めに火を止めて。

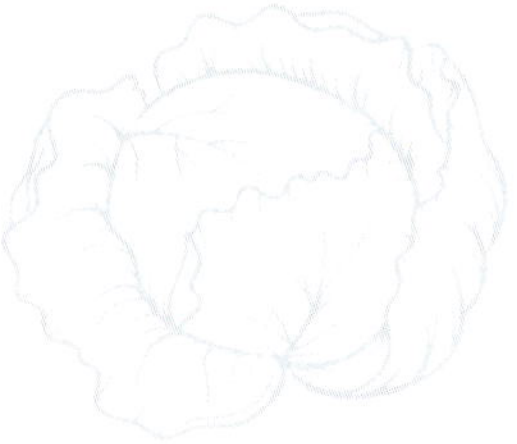

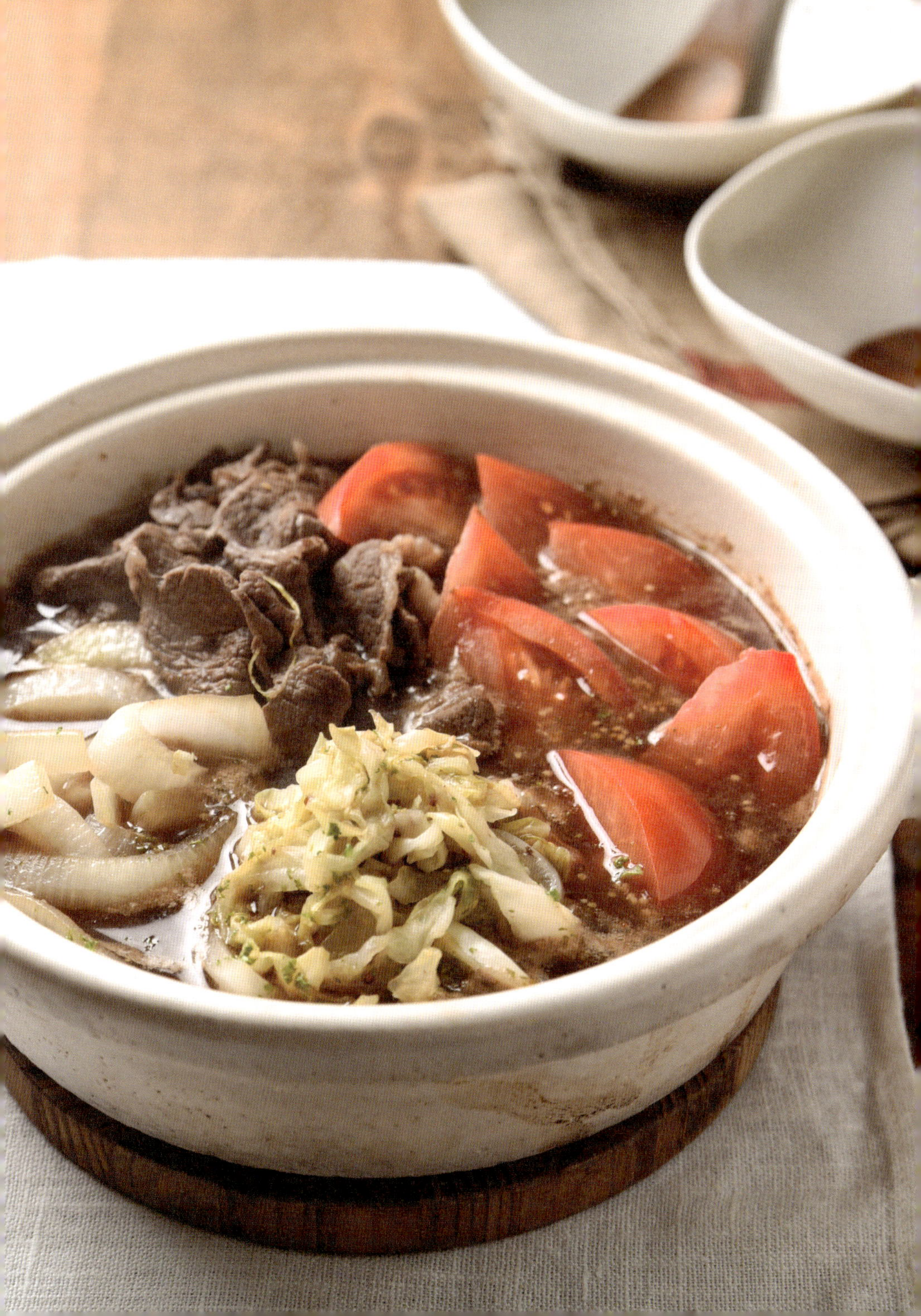

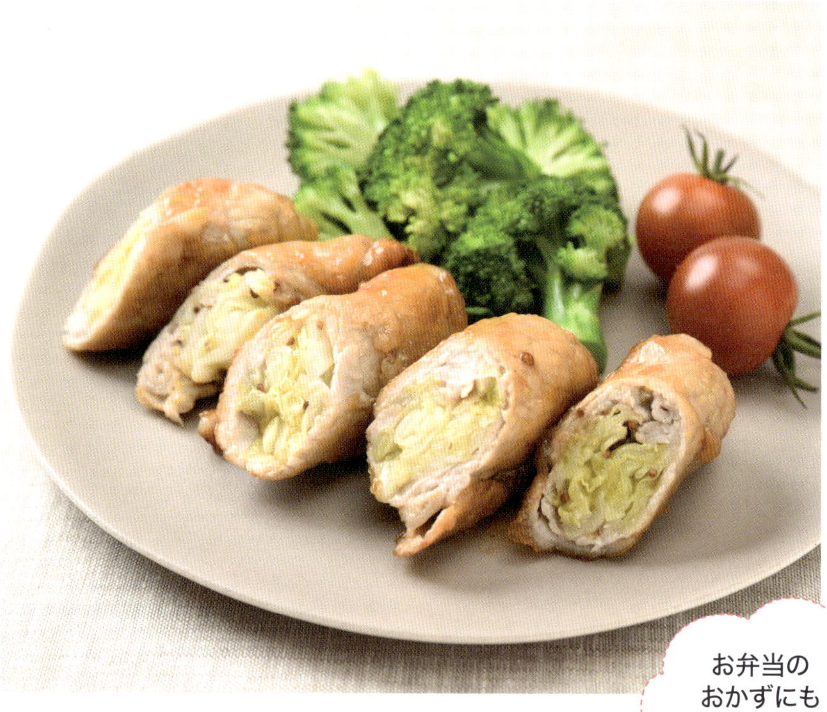

お弁当の
おかずにも
ぴったり!

しょうがパワーでさらに代謝を高める

ロールポークジンジャーソテー

材料(2人分)

豚ロース薄切り肉		8枚
酢キャベツ		**160g**
片栗粉		適量
A	酒	大さじ1
	みりん	小さじ4
	砂糖	小さじ1
	しょうゆ	大さじ1
	しょうが(すりおろし)	小さじ1
ブロッコリー(ゆでたもの)		適量
ミニトマト		適量
ごま油		大さじ1/2

作り方

1 豚肉2枚を少し重ねながら横に並べ、酢キャベツの1/4量をのせて、手前から巻く。同様に4個作り、表面に片栗粉を薄くまぶしつける。

2 フライパンにごま油を中火で熱し、1を並べて入れて転がしながら焼く。焼き色がついたら、ふたをして弱火で5〜6分蒸し焼きにする。

3 2にAを加えてフライパンを揺すりながら、照りが出るまで焼く。食べやすく切って器に盛り、ブロッコリーとミニトマトを添える。

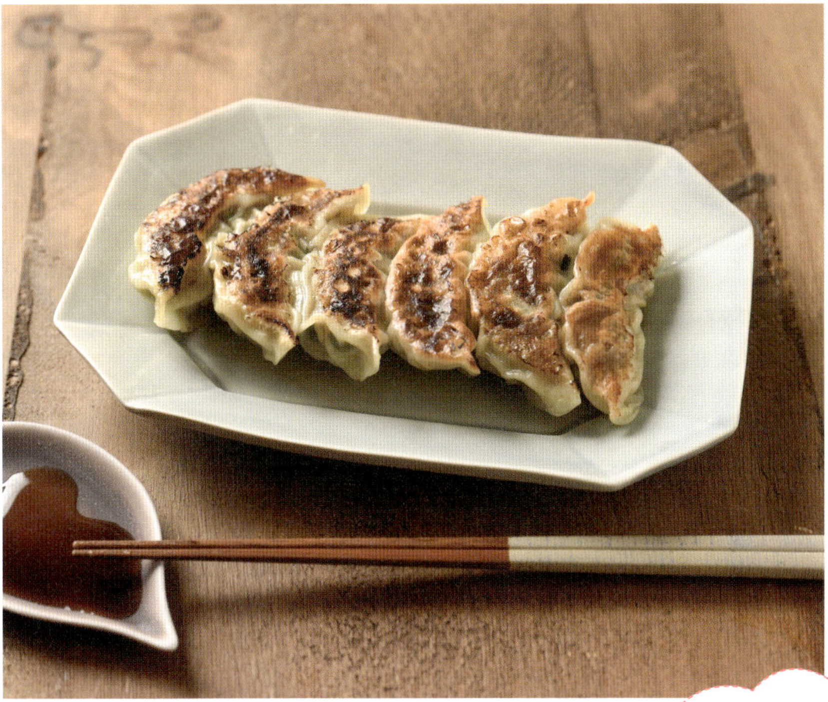

人気メニューも
酢キャベツで
アレンジ！

タレなしでもおいしいしっかり味

酢キャベツ餃子

材料（2人分）

豚赤身ひき肉	100g
A にんにく（すりおろし）	小さじ1/2
A ごま油・砂糖	各小さじ1/2
A 片栗粉・しょうゆ	各小さじ1
酢キャベツ	**80g**
ニラ（細かく刻んだもの）	1/5束分（約20g）
餃子の皮	10〜12枚
ごま油	大さじ1/2

作り方

1 ボウルにひき肉とAを入れ、手で粘りが出るまでよく混ぜる。酢キャベツとニラを加え、しっかりとなじむまで混ぜる。

2 餃子の皮に10〜12等分にした1をのせ、ひだを寄せて包む。

3 フライパンにごま油を熱して2を並べる。焼き目がついてきたら、水（分量外）を餃子の高さの1/3くらいまで注ぎ、ふたをして強火で蒸し焼きにする。水気がなくなったらふたを取り、餃子の皮がパリッとするまで焼く。器に盛り、好みで餃子のタレ適量をつけていただく。

column

とんかつとキャベツは相性抜群

キャベツといえば、とんかつの付け合わせとして出てくる、千切りキャベツを思い浮かべる人もいるでしょう。この組み合わせは、明治時代にある洋食店が始めたことがきっかけとされています。一年中手に入れることができるといったことなどが、キャベツが添えられるようになった理由とされていますが、じつはとんかつとキャベツは、栄養面からみてもとても優秀な組み合わせです。

キャベツに豊富なビタミンUには、胃腸の粘膜を保護し、修復する作用があります。また、キャベツの食物繊維がとんかつの脂肪分の吸収を抑制してくれます。これにより、消化が促されながらも、胃がもたれることなくとんかつを食べることができるのです。

この効果から、とんかつのみならず、コロッケなどほかの揚げ物を食べるときには、キャベツを添えるのがおすすめです。付け合わせにしたキャベツを残さずに食べれば、身体にやさしく食事を楽しむことができるでしょう。

ちなみに、キャベツだけでなく、酢も唾液や胃液の分泌を促進して消化を助ける作用があります。揚げ物にはぜひ、酢キャベツを添えてください。

キャベツまで
しっかり食べよう

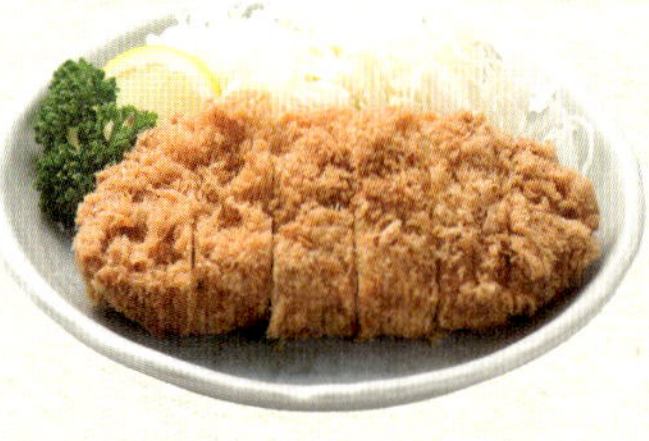

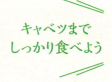

レシピ

魚の料理

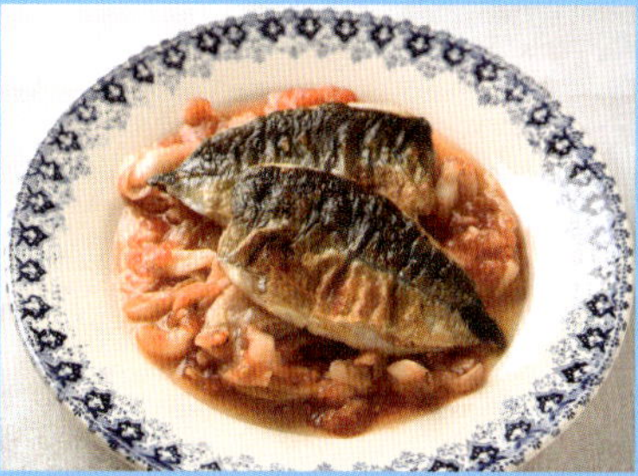
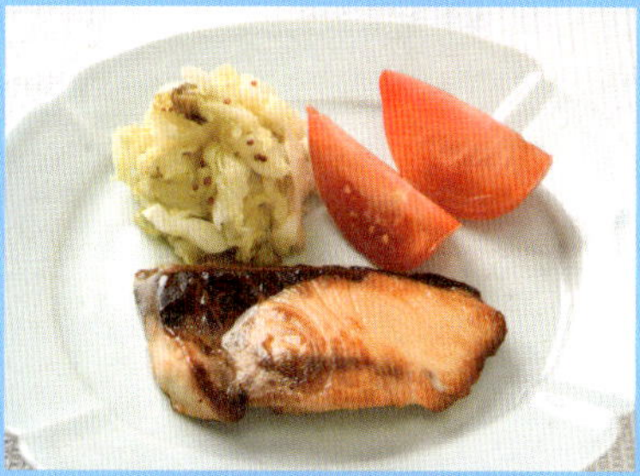
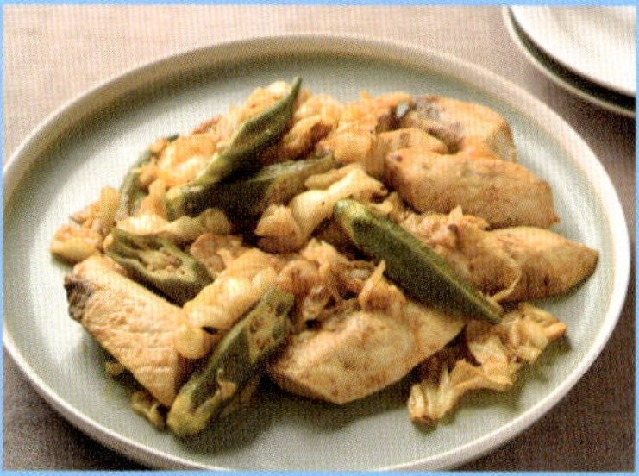
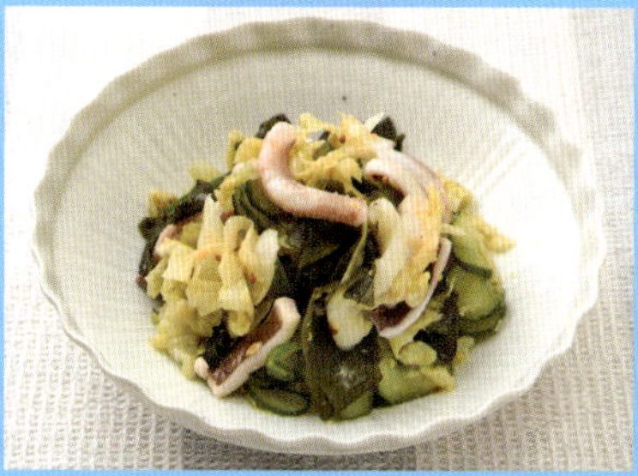

焼き魚やカルパッチョ、ソテーなど、
酢キャベツは魚料理に添えてもおいしいものです。
素材の味を引き立てるだけでなく、
料理の主役としても活躍してくれます。

濃厚なクリームチーズソースが
酢キャベツをまろやかに

さけと酢キャベツのクリームチーズ煮

麺つゆで
味をまとめるのが
ポイント！

材料(2人分)

	生さけ	2切れ(180g)
	塩・こしょう	各少々
	薄力粉	少々
	酢キャベツ	**100g**
A	クリームチーズ	20g
A	牛乳	大さじ2
A	塩	少々
	麺つゆ(2倍濃縮)	大さじ1/2
	イタリアンパセリ	適量
	オリーブ油	大さじ1/2

作り方

1 さけはペーパータオルで挟んで余分な水気をしっかりと取り、塩、こしょうをふって薄力粉を薄くはたきつける。

2 フライパンにオリーブ油を中火で熱し、さけを入れて焼く。焼き色がついたら上下を返して端に寄せ、空いたところに酢キャベツを入れる。ふたをして2～3分蒸し焼きにする。

3 2にAを入れ、フライパンを大きく揺すりながら弱めの中火で温める。ふつふつとしてきたら麺つゆを加えて混ぜ、温まったら汁ごと器に盛り、イタリアンパセリを飾る。

Point

さけをソテーしてソースで煮ます。クリームチーズベースなので、粒マスタードを加えた酢キャベツがよく合います。

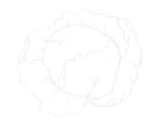

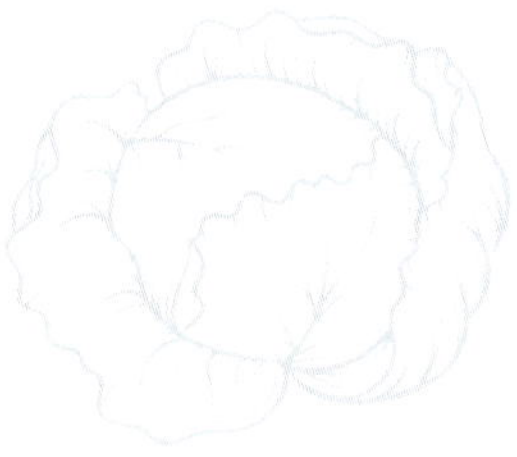

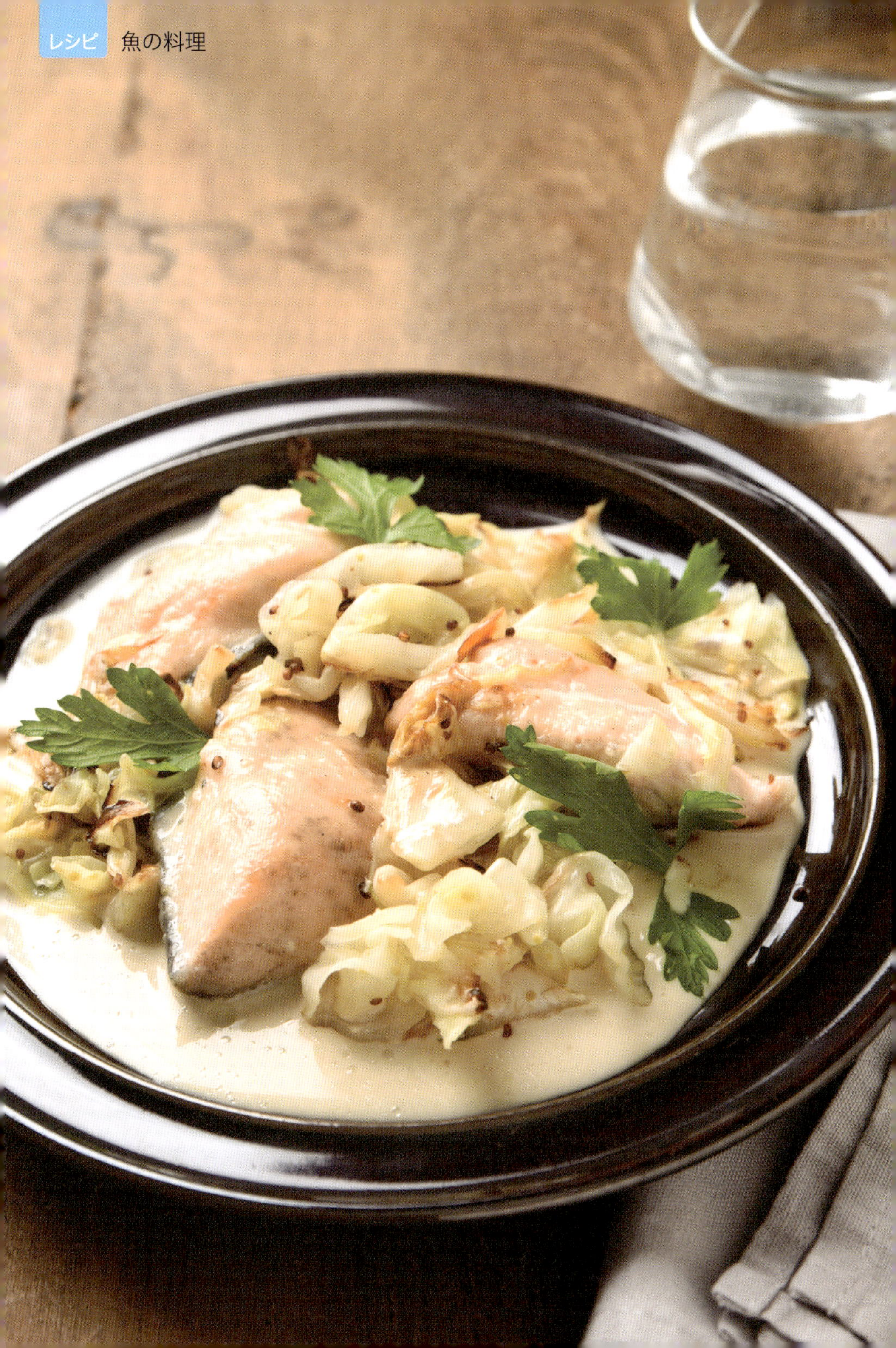

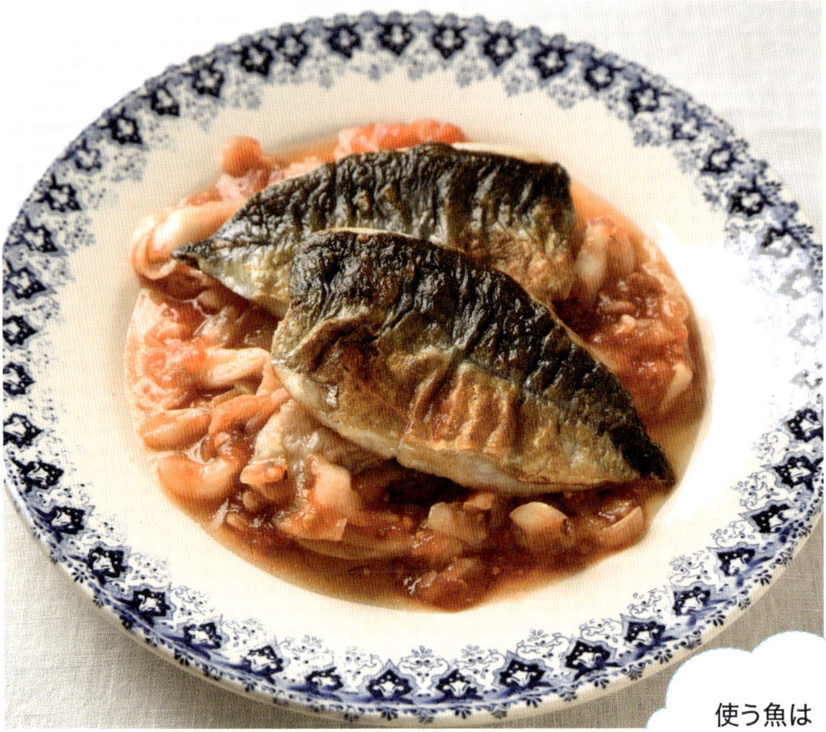

使う魚は
旬のものでOK

すりおろしトマトを使ったソースがポイント

あじの酢キャベツソース

材料(2人分)

あじ(三枚おろし)	2尾分
塩・こしょう	各少々
薄力粉	適量
トマト	1個
酢キャベツ	**80g**
しょうゆ・みりん	各小さじ1
オリーブ油	小さじ2

作り方

1. あじはペーパータオルで挟んで余分な水気をしっかりと取り、塩、こしょうをふる。
2. トマトはよく洗って皮つきのままですりおろし、酢キャベツと混ぜてしょうゆ、みりんを加えて調味する。
3. 1に薄力粉をまぶして余分な粉をはらい、オリーブ油を熱したフライパンに皮目を下にして入れ、3分ほど中火で焼く。皮がカリッとしたら上下を返し、火が通るまで焼き、2を盛った器にのせる。

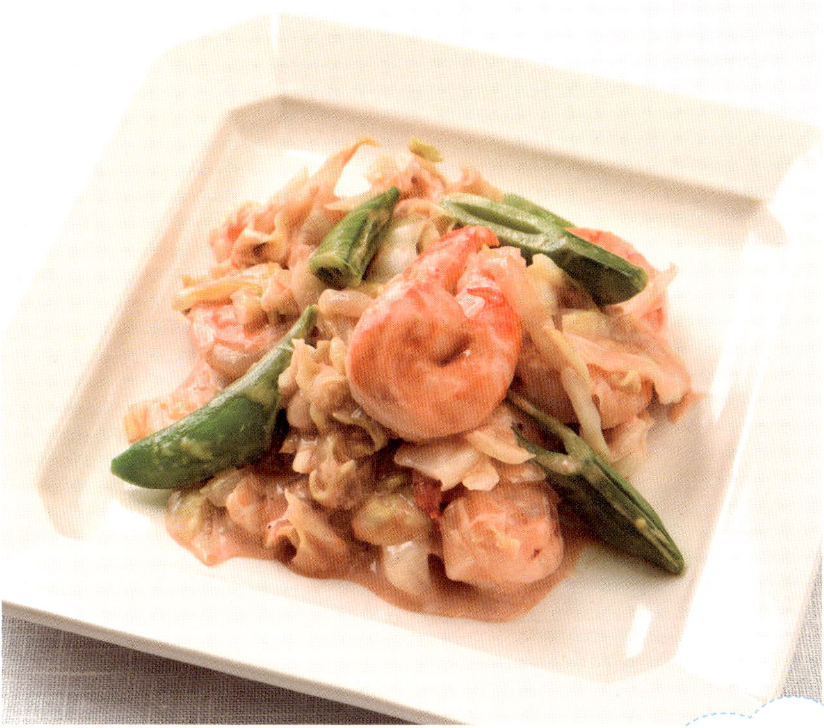

濃厚ソースも
酢キャベツで
さっぱり

たっぷり酢キャベツでボリュームUP！

えびマヨサラダ

材料（2人分）

えび（殻つき）	8尾
塩・こしょう	各少々
スナップえんどう	6〜8本
酢キャベツ	**100g**
A マヨネーズ	大さじ2
A トマトケチャップ	大さじ2
サラダ油	大さじ1/2

作り方

1 えびは殻をむき、背に切り込みを入れて背わたを取り、塩、こしょうをふる。スナップえんどうは筋を取り、斜め半分に切る。

2 フライパンにサラダ油を中火で熱し、1のえびを並べて入れ、焼き色がついたら上下を返す。スナップえんどうを加え、つやが出るまでサッと炒めて火を止める。

3 2に酢キャベツを加えて余熱で混ぜ、Aを加えてからめる。

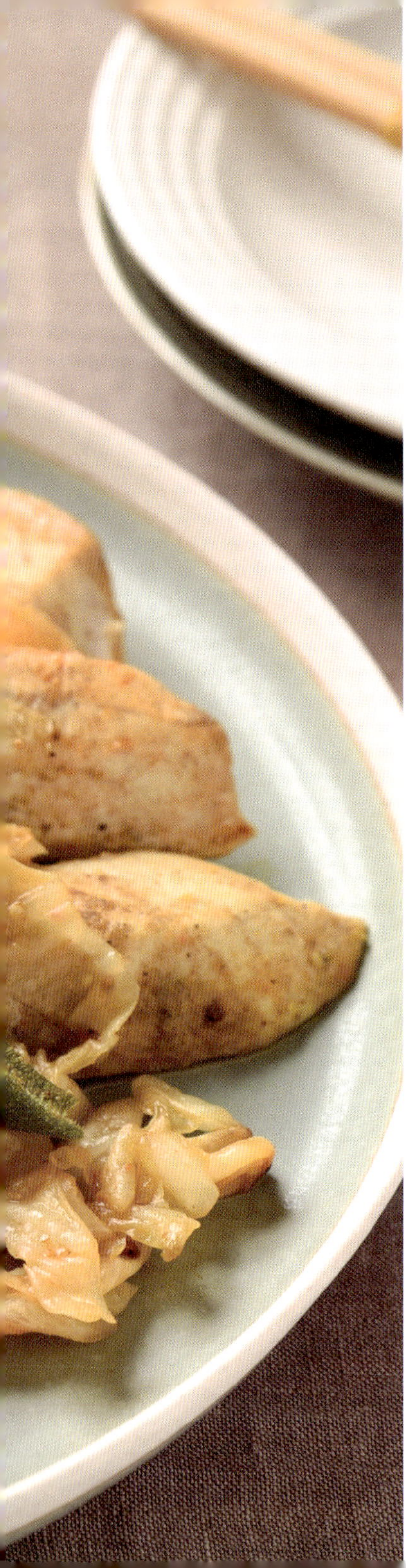

大人も子どもも
大好きな
カレー味

まぐろとオクラ入り！
ごはんがすすむ一皿

めかじきの カレー炒め

材料（2人分）

	めかじき	2切れ（160g）
	塩	少々
	カレー粉	小さじ1/3
オクラ		8本
酢キャベツ		**120g**
A	カレー粉	小さじ1
A	トマトケチャップ・酒・水	各小さじ2
A	しょうゆ・砂糖	各小さじ1/2
オリーブ油		小さじ2

作り方

1 めかじきはペーパータオルで挟んで余分な水気を取り、1cm幅のそぎ切りにして塩とカレー粉をまぶす。オクラはガクをくるりとむいて斜め半分に切る。

2 フライパンにオリーブ油を中火で熱し、めかじきを焼く。焼き色がついてきたら、オクラと酢キャベツを加えて炒める。

3 オクラがなじんだら、Aを加えて手早く炒め合わせる。

Point

カレー味に酢キャベツの酸味がよく合います。めかじきに塩とカレー粉をまぶしてから焼くことで、しっかりと味がついておいしくなります。

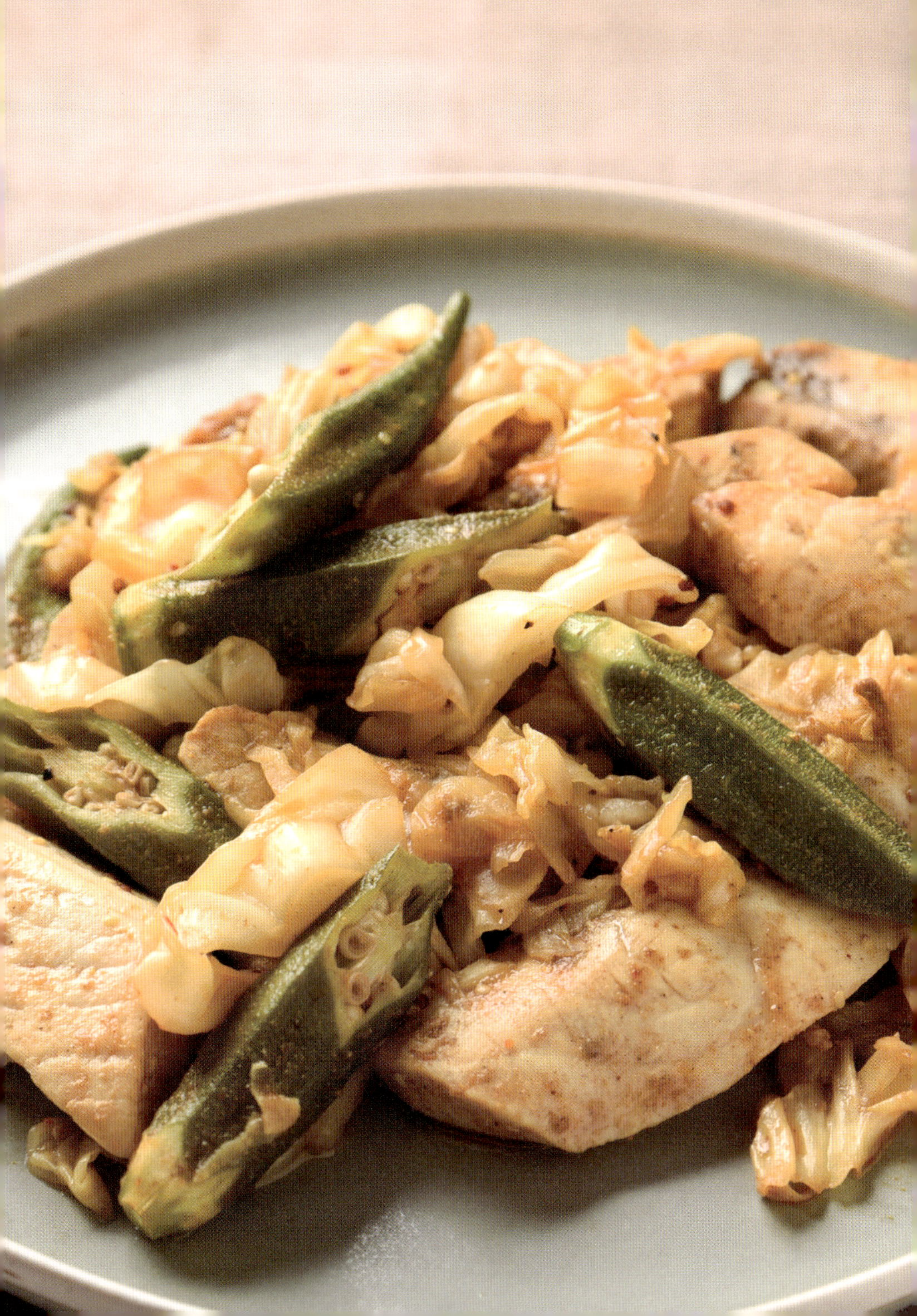

あさりとたいのダブルの旨みが味わえる

あさりと白身魚のスープ煮

**粒マスタード入り
酢キャベツが
相性抜群**

材料（2人分）

あさり（殻つき）	100g
玉ねぎ	1/4個
じゃがいも	1個（150g）
［ たい（切り身、骨つき）	2切れ
塩・こしょう	各少々
にんにく（みじん切り）	1片分
A［ 水	300mℓ
コンソメスープの素（顆粒）	小さじ1
酢キャベツ	**100g**
オリーブ油	小さじ1

作り方

1 あさりは3%の塩を加えた塩水（分量外）に2〜3時間漬けて砂抜きし、殻をこすり合わせて洗い、水気をしっかりときる。玉ねぎは薄切り、じゃがいもは一口大に切る。たいはペーパータオルで挟んで余分な水気を取り、3〜4等分のそぎ切りにして塩、こしょうをふる。

2 鍋にオリーブ油とにんにくを中火で熱し、玉ねぎを加えて炒める。しんなりしてきたらAとじゃがいもを加える。ひと煮立ちしたらふたをし、弱火で10分ほど煮る。

3 じゃがいもに火が通ったら、たいとあさりを加える。あさりの口が開いてきたら、酢キャベツを加えて1〜2分煮る。

Point

あさりと白身魚の２つの旨みがポイント。ここではたいを使いましたが、たらやすずき、ひらめなど、旬の白身魚を使いましょう。

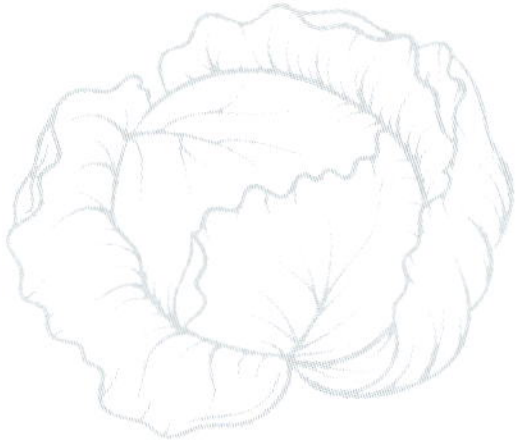

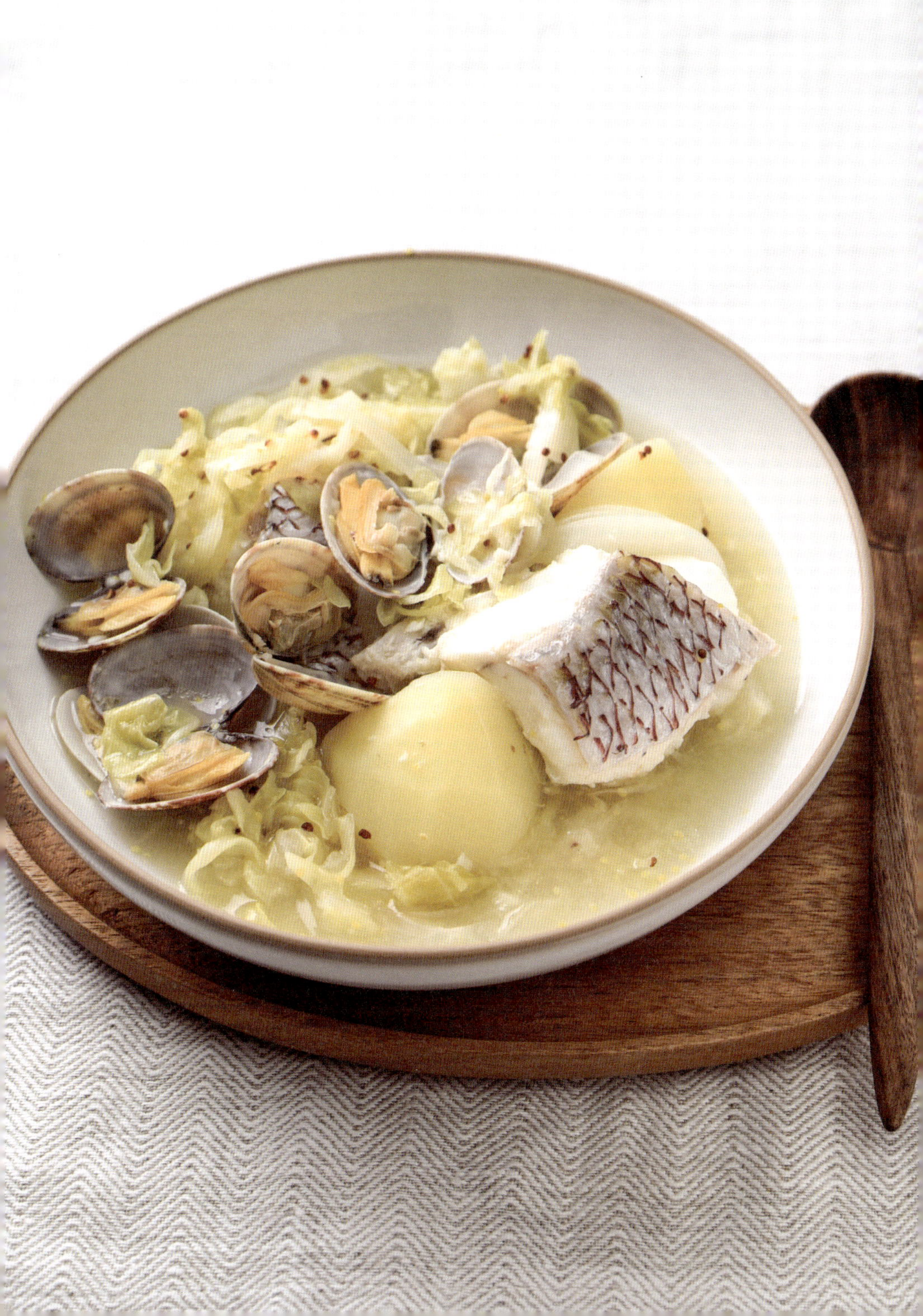

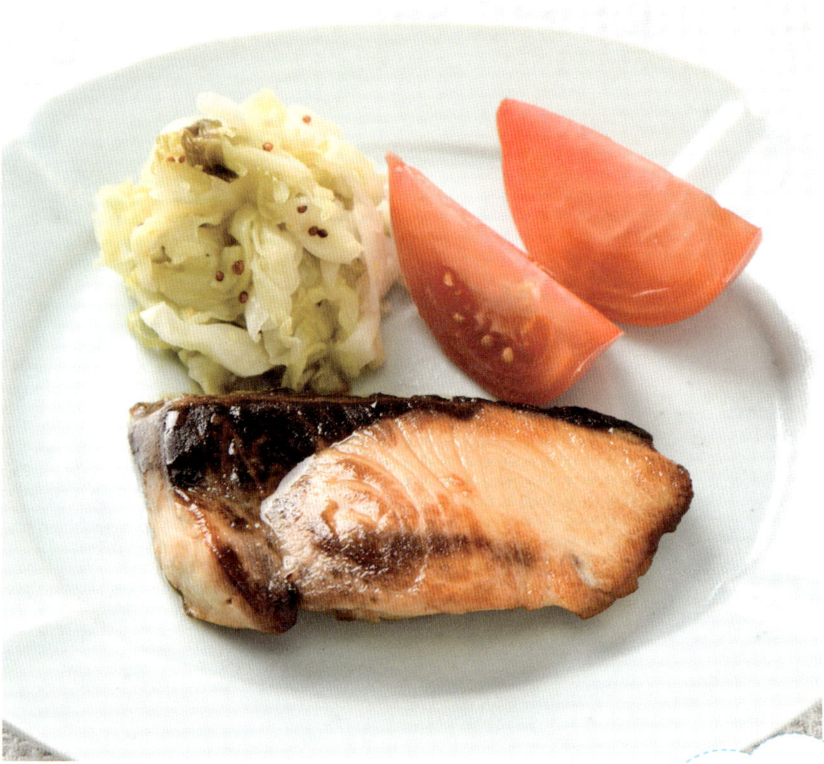

酢キャベツを添えるだけで、ふだんと違う味に

ぶりの照り焼き

材料(2人分)

ぶり		2切れ(200g)
薄力粉		適量
A	しょうゆ	小さじ2
	みりん	大さじ1
	砂糖	小さじ1/2
酢キャベツ		**80g**
トマト(くし形切り)		1/2個分
ごま油		大さじ1/2

作り方

1 ぶりはペーパータオルで挟んで余分な水気をしっかりと取り、薄力粉を薄くまぶす。Aは混ぜる。

2 フライパンにごま油を中火で熱し、1のぶりを並べて入れる。余分な脂が出たらペーパータオルでふき取りながら、両面を焼く。Aを回し入れ、ぶりとからめながら照りが出るまで焼く。

3 器に盛り、酢キャベツ、トマトを添える。

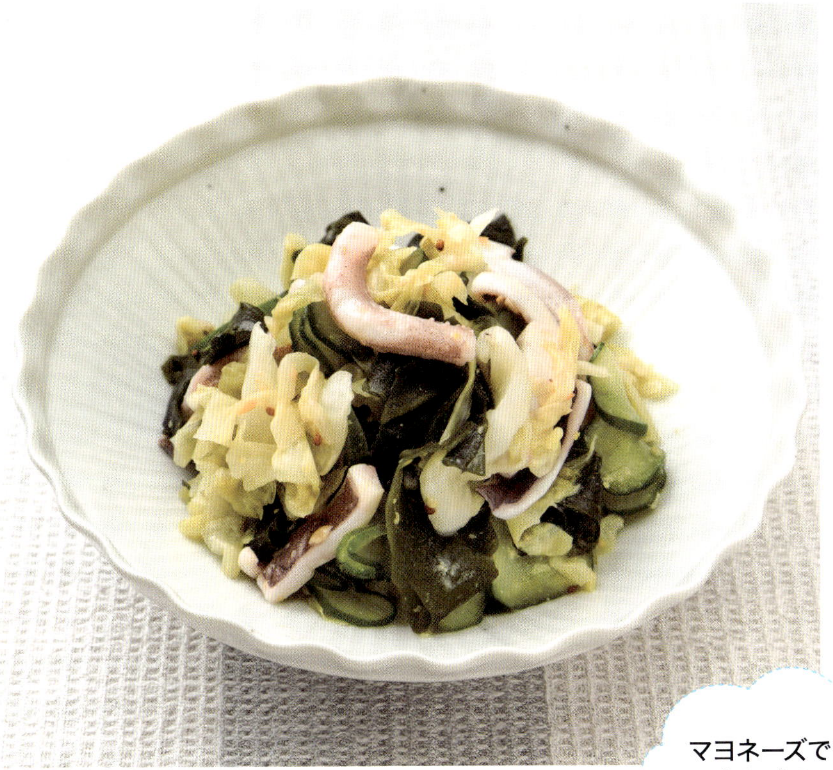

マヨネーズで
コクをプラス

酢キャベツの酸味を利用して手軽に

いかとわかめの酢みそあえ

材料（2人分）

するめいか		1/2杯
	きゅうり	1本
	塩	少々
わかめ（塩蔵）		50g
A	みそ	小さじ2
A	砂糖	大さじ1
A	マヨネーズ	小さじ1
酢キャベツ		**80g**

作り方

1 いかはわたを取り除いて切り開き、幅を2等分に切ってから1cm幅に切る。熱湯にサッと通して冷水に取り、ペーパータオルで水気をしっかりと取る。

2 きゅうりは薄切りにして塩もみし、しんなりしたら水気を絞る。わかめはよく洗い水（分量外）に5分ほど漬け、食べやすい大きさに切って水気をきる。

3 ボウルにAを入れて1と2、酢キャベツを加えてあえる。

気軽に作れる
中華風の
炒め物

消化のよいたらとたっぷり野菜でヘルシー

たらの甘酢炒め

材料（2人分）

	生たら	2切れ
	塩・こしょう	各少々
	薄力粉	適量
玉ねぎ		1/3個
生しいたけ		4枚
酢キャベツ		**120g**

A	酒	大さじ1と1/2
	砂糖・しょうゆ・酢※	各大さじ1
	トマトケチャップ	大さじ2
	鶏ガラスープの素（顆粒）	小さじ1/2
	水	大さじ3
	片栗粉	小さじ1
ごま油		大さじ1/2

※酢は、酢キャベツの漬け汁を使っても構いません。

作り方

1 たらはペーパータオルで挟んで余分な水気を取り、一口大のそぎ切りにする。塩、こしょうをふり、薄力粉を薄くはたきつける。

2 玉ねぎは横半分に切ってから1cm幅に切る。しいたけは軸を取って半分のそぎ切りにする。

3 フライパンにごま油を中火で熱し、1を並べて上下を返しながら焼く。途中でたらを端に寄せ、空いたところに玉ねぎとしいたけを加えてしんなりするまで炒め、すべてを取り出す。

4 3のフライパンにAをよく混ぜてから入れ、かき混ぜながらとろみがついたら3を戻し入れて酢キャベツを加え、手早く煮からめる。

Point

水溶き片栗粉ではなく、合わせ調味料に片栗粉を混ぜてとろみをつけると時短になります。加える直前によく混ぜてから使いましょう。

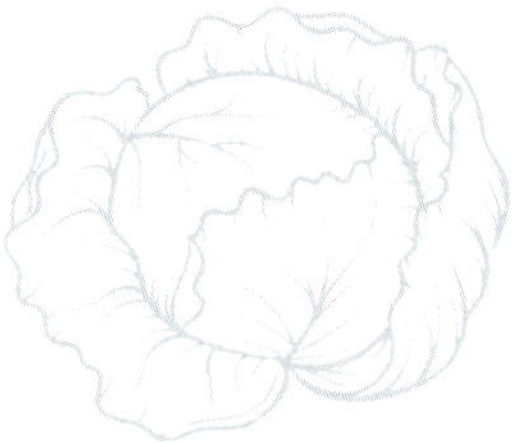

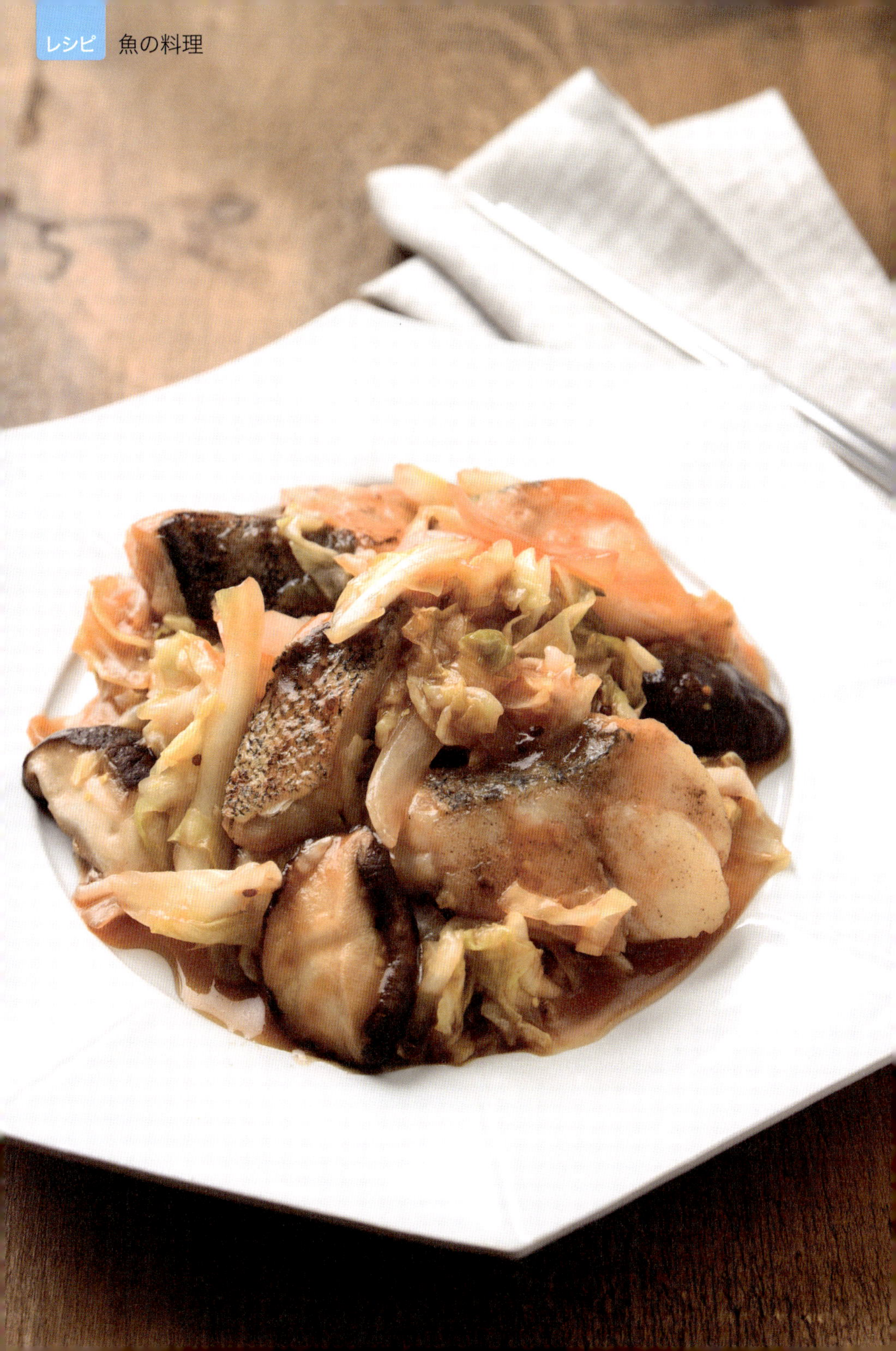

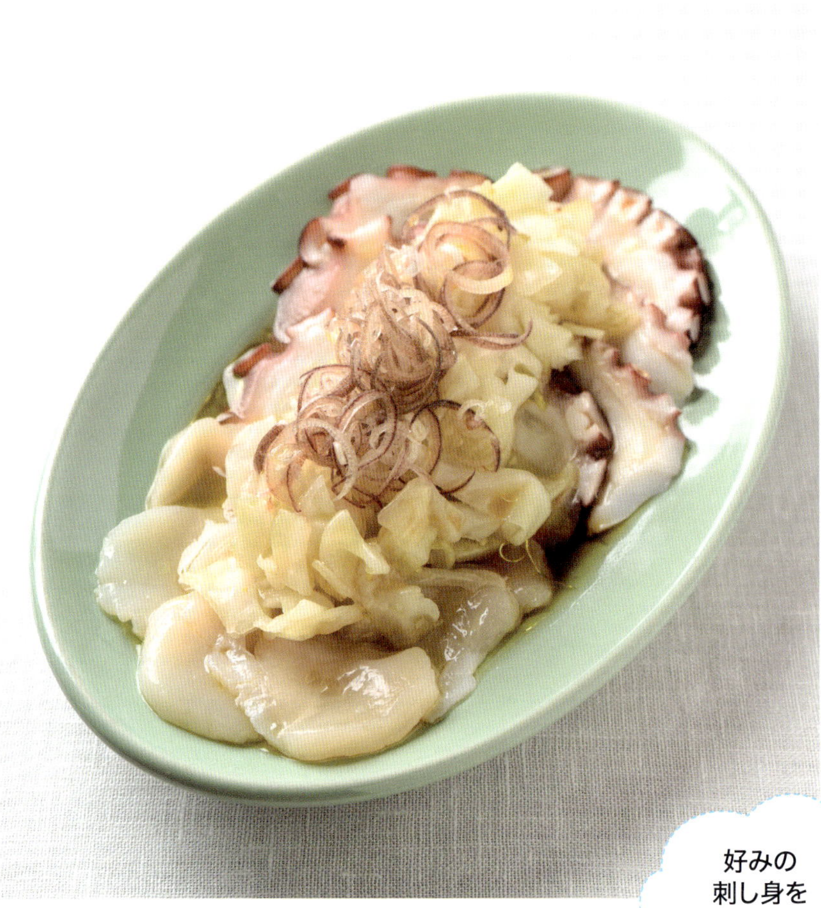

好みの
刺し身を
使って

酢キャベツで刺し身を簡単アレンジ

たことほたてのカルパッチョ

材料(2人分)

ゆでだこ(刺し身用)	100g
ほたて貝柱(刺し身用)	大4〜5個
酢キャベツ	**60g**
みょうが(薄い小口切り)	2個分
A レモン汁・オリーブ油	各大さじ1
A しょうゆ	小さじ1強

作り方

1 たこは薄切りにし、ほたては厚みを2〜3等分に切り、器に盛る。

2 1に酢キャベツ、みょうがをのせ、Aを混ぜて回しかける。

レシピ

野菜の料理

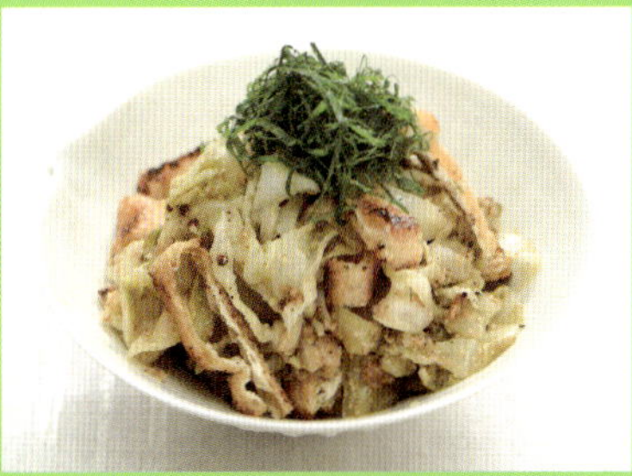

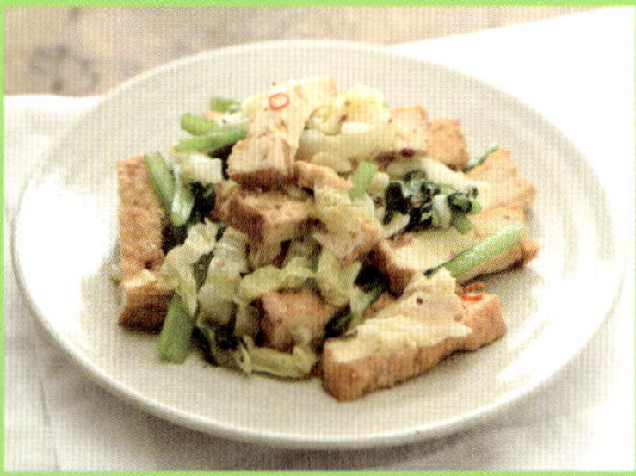

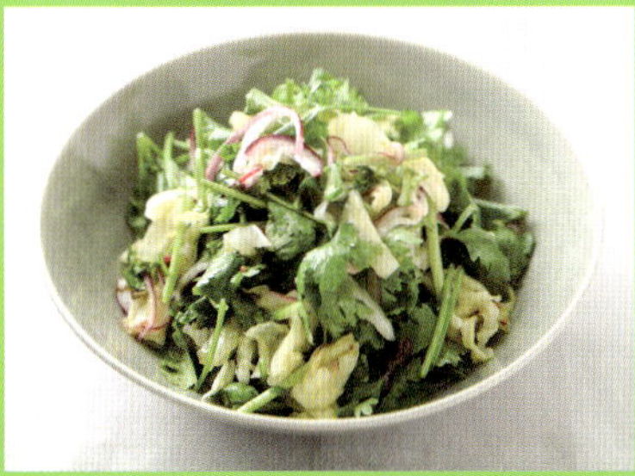

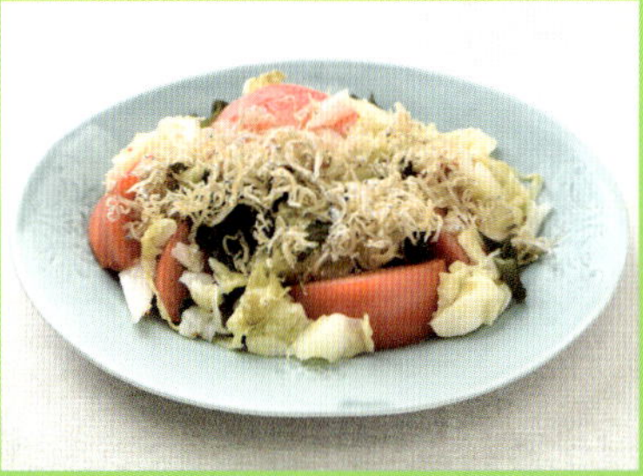

キャベツを酢で漬け込んで作る酢キャベツは、
その仲間である野菜を使った料理ともよく合います。
サラダやあえものといったおなじみのメニューはもちろん、
スープや炒め物など、ごはんがすすむメニューが満載です。

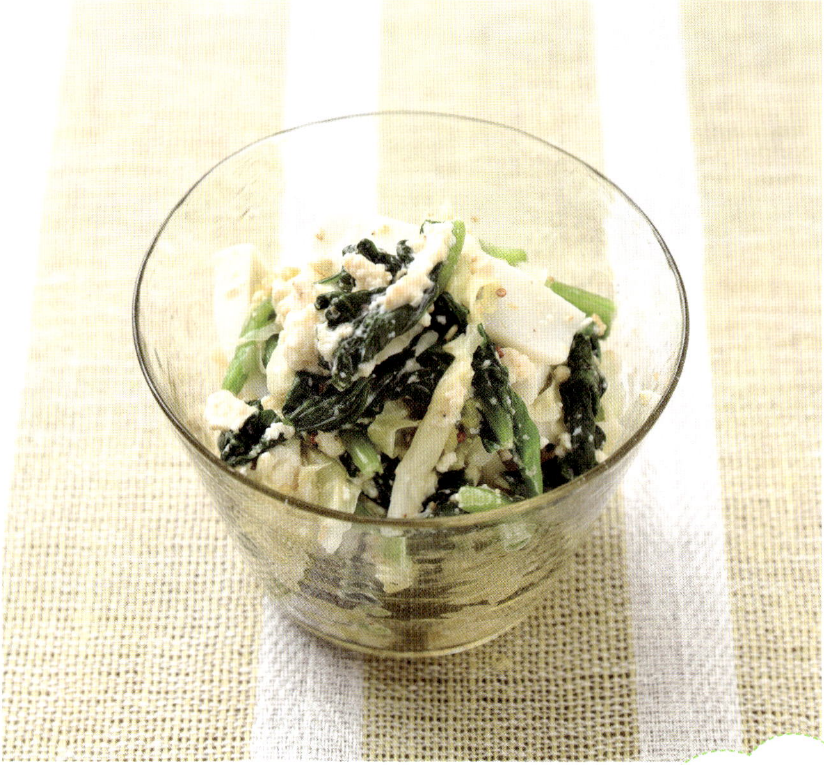

白あえも
さっぱり味に
アレンジ

ほうれん草とかまぼこでボリュームたっぷり

酢キャベツの白あえ

材料（2人分）

木綿豆腐		1/3丁（100g）
ほうれん草		1/2束
かまぼこ		40g
A	マヨネーズ・すりごま（白）	各小さじ2
A	砂糖	小さじ1
A	しょうゆ	小さじ1/2
酢キャベツ		**120g**

作り方

1 豆腐は粗くちぎってざるにのせ、水気を軽くきる。

2 ほうれん草はたっぷりの湯（分量外）でゆで、冷水に取って冷ます。水気をしっかりと絞って3～4cm長さに切る。かまぼこは1cm厚さに切ってから、横に倒して薄切りにする。

3 ボウルに1を入れて泡立て器などでつぶし、Aを加えてなめらかになるように混ぜる。2と酢キャベツを加えてあえる。

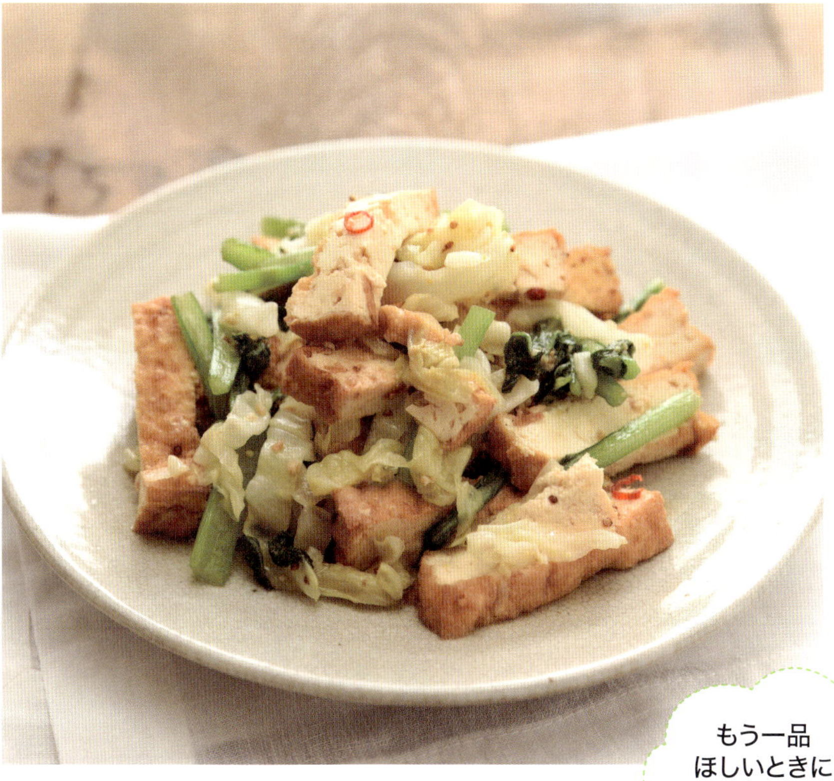

もう一品
ほしいときに
どうぞ！

ごま油の香りとしょうが風味が食欲をそそる

小松菜と厚揚げのみそ炒め

材料（2人分）

小松菜		1/2束
厚揚げ		1枚（100g）
しょうが（みじん切り）		1片分
酢キャベツ		**120g**
赤唐辛子（輪切り）		1本分
A	みそ	大さじ1
	酒・みりん	各小さじ1
ごま油		大さじ1/2

作り方

1. 小松菜は4〜5cm長さのざく切りにする。厚揚げはペーパータオルで挟んで余分な油を取り、厚みを半分に切ってから細切りにする。
2. フライパンにごま油としょうがを入れて中火で熱し、香りが立ったら厚揚げを加えて焼き色がつくまで焼く。
3. 2に小松菜、酢キャベツ、赤唐辛子を加えて炒める。全体につやが出たら、Aを加えて手早く炒め合わせる。

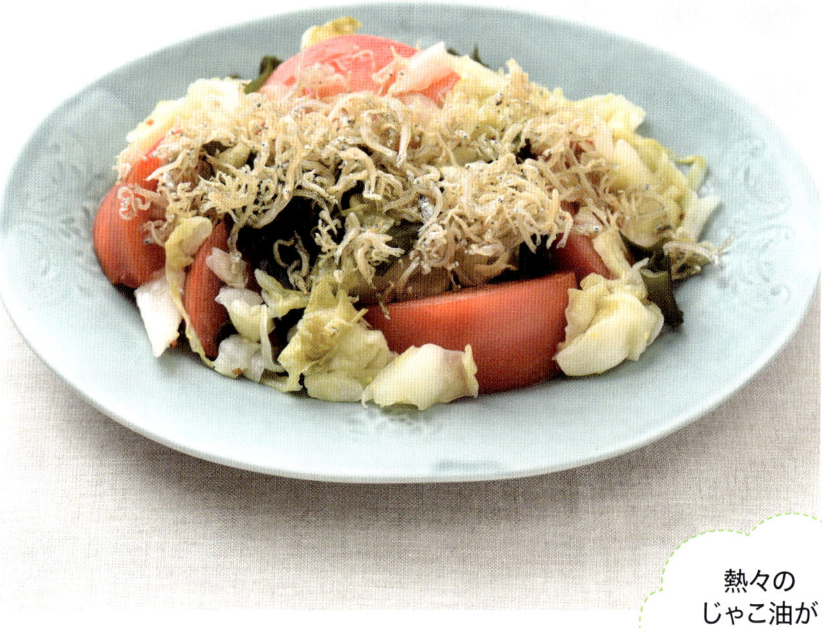

熱々の
じゃこ油が
ポイント

カルシウム豊富なちりめんじゃこをどっさり！

酢キャベツの熱々じゃこがけ

材料(2人分)

┌ トマト	1個
└ しょうゆ	小さじ1
わかめ(塩蔵)	50g
酢キャベツ	**100g**
ちりめんじゃこ	15～20g
サラダ油	大さじ1

作り方

1 トマトは8等分のくし形に切り、しょうゆをまぶしておく。わかめはよく洗って水（分量外）に5分ほど漬けてもどす。水気をしっかりと絞り、食べやすい大きさに切る。以上を酢キャベツと混ぜて器に盛る。

2 小さめのフライパンにサラダ油とちりめんじゃこを入れて弱火で熱し、ときどき混ぜながら炒める。こんがりときつね色になったら火を止め、熱いうちに1に回しかける。

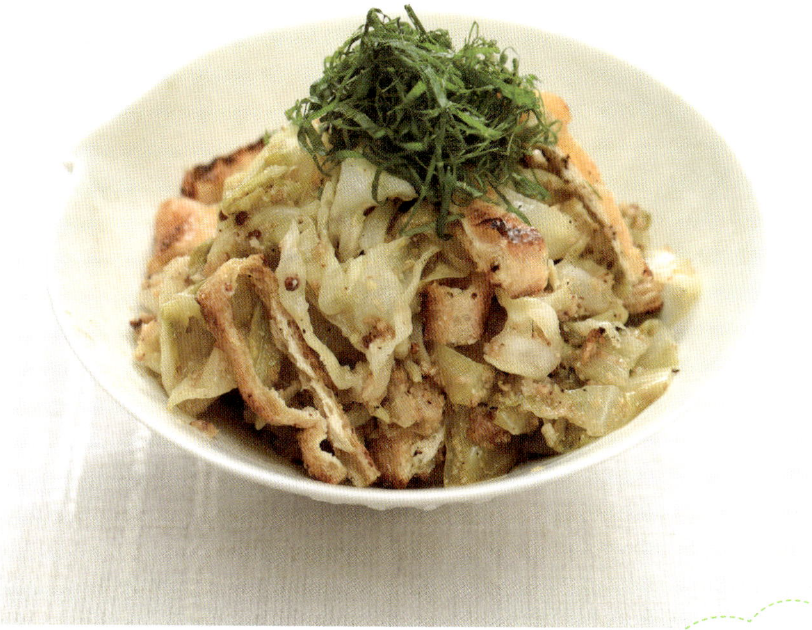

焼いた
油揚げが
アクセント

酢キャベツ+すりごまで簡単ごまあえに！

酢キャベツのごまあえ

材料（2人分）

油揚げ		1枚
A	すりごま（白）	大さじ1と1/2
A	砂糖・しょうゆ	各大さじ1/2
酢キャベツ		**150g**
青じそ（千切り）		6枚分

作り方

1. 油揚げはオーブントースターまたは魚焼きグリルでこんがりと焼き色がつくまで両面を焼き、横半分に切ってから細切りにする。
2. ボウルにAを入れて混ぜ、酢キャベツを加えてあえる。1の油揚げを加えてさっと混ぜ、器に盛って青じそをのせる。

すっぱくてとろみのある、くせになる味わいが人気

酸辣湯《サンラータン》

野菜たっぷり
栄養満点

材料（2人分）

えのきだけ	1/4パック
にんじん	1/4本
ニラ	1/5束（20g）
絹ごし豆腐	1/3丁（100g）
ハム	3枚
酢キャベツ	**100g**

A	水	600mℓ
	鶏ガラスープの素（顆粒）	小さじ1/2
塩・こしょう		各少々
水溶き片栗粉	水	大さじ1
	片栗粉	大さじ1
卵		1個
ラー油		適量
ごま油		大さじ1/2

作り方

1 えのきだけは石づきを除き、長さを半分に切ってほぐす。にんじんは千切り、ニラは3cm長さに切る。豆腐とハムは細切りにする。

2 鍋にごま油を中火で熱し、えのきだけ、にんじん、酢キャベツを加えてさっと炒める。Aを加えて煮立て、ニラ、豆腐とハムを加えてさらにひと煮立ちしたら弱火にし、塩、こしょうで味を調える。

3 2に水溶き片栗粉を回し入れる。とろみがついたら溶いた卵を回し入れ、火を止めて余熱で火を通す。器に盛り、好みでラー油をたらす。

Point

人気の酸辣湯は酢キャベツの酸味を生かして作ります。シャキシャキとした歯ごたえで食べごたえもアップ。好みでラー油を加え、ピリ辛味にしてください。

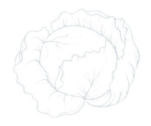

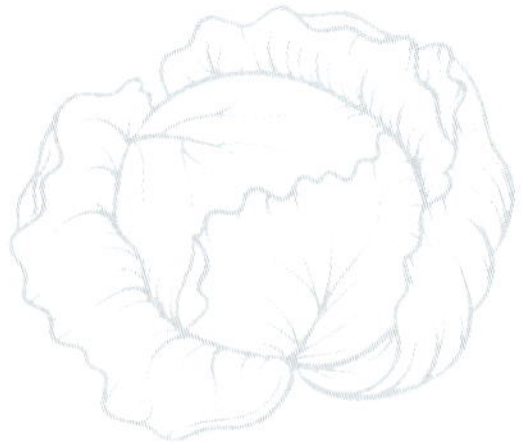

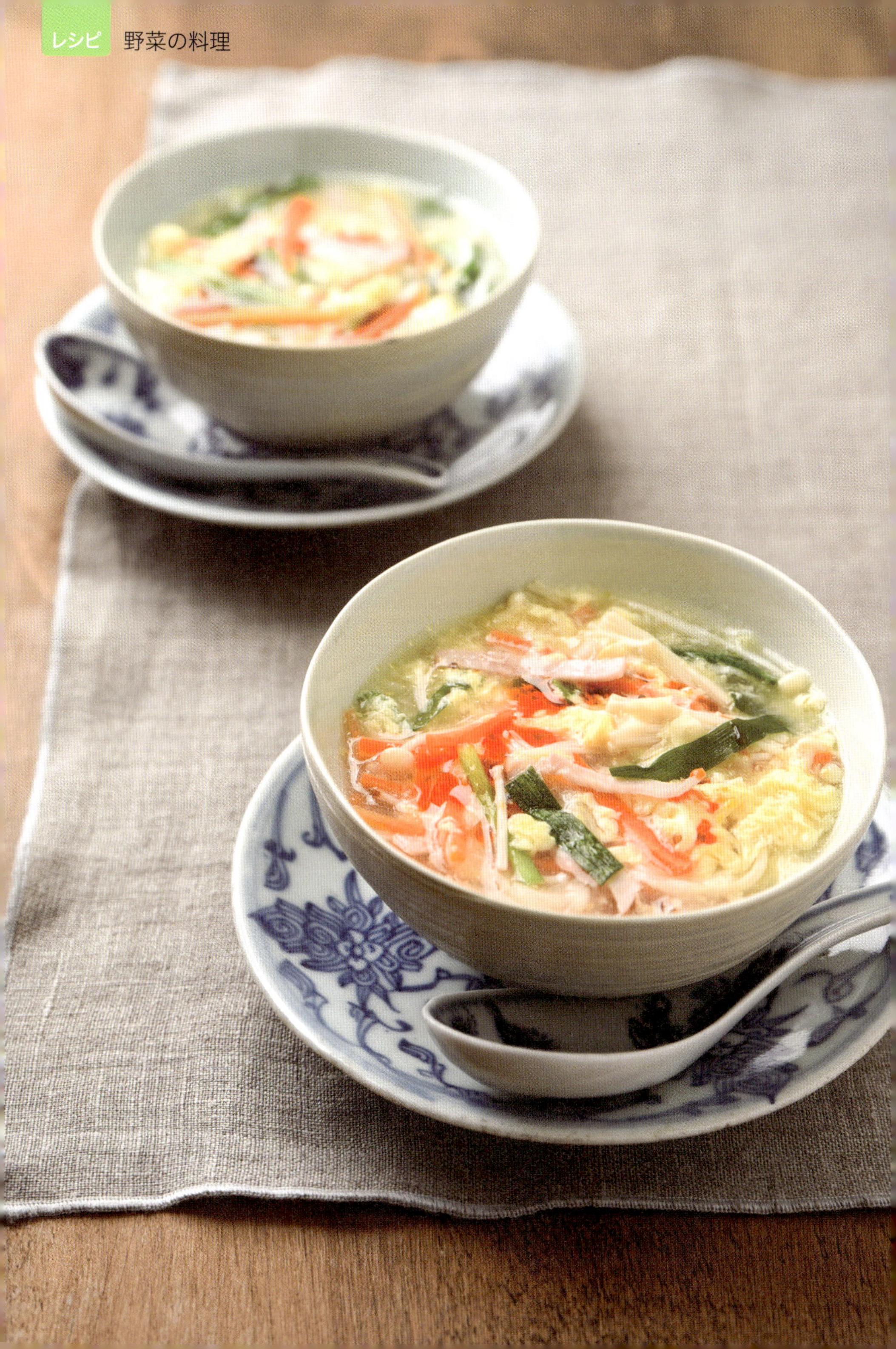

酢キャベツと白菜キムチをミックスし、
味のベースにします

野菜チゲ

鍋料理でも
酢キャベツは
大活躍

材料(2人分)

豆もやし	1/2袋(100g)
まいたけ	1パック
万能ねぎ	6本
白菜キムチ	100g
にんにく(みじん切り)	1片分
コチュジャン	大さじ1/2
酒	大さじ1
A 水	600mℓ
A 鶏ガラスープの素(顆粒)	小さじ1/2
酢キャベツ	**150g**
絹ごし豆腐	2/3丁(200g)
いりごま(白)	大さじ1
ごま油	大さじ1/2

作り方

1 もやしはひげ根を取り、まいたけはほぐし、万能ねぎは4〜5cm長さに切る。キムチは大きければざく切りにする。

2 鍋にごま油とにんにくを入れて弱火で炒める。香りが立ったらキムチとコチュジャンを加えて炒め、酒をふり入れる。Aを加えて強火にし、煮立ったらもやしとまいたけ、酢キャベツを加えてなじませ、手で大きくちぎった豆腐を加えて3〜4分煮る。

3 味をみて足りないようなら、しょうゆ適量(分量外)で味を調え、ごまと万能ねぎを加えて大きく混ぜる。

Point

鍋の具材は、ここで紹介したもの以外でもOK。冷蔵庫にある野菜をたっぷり加えて作りましょう。

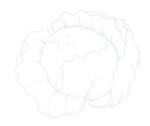

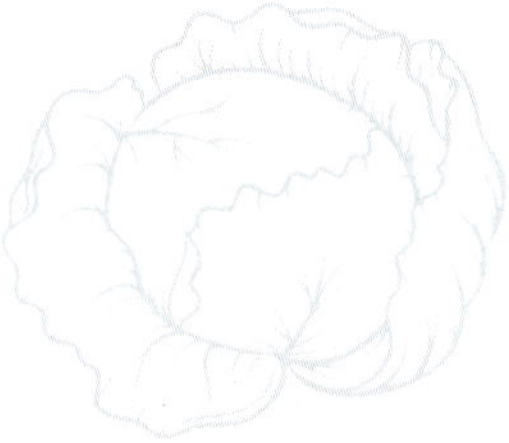

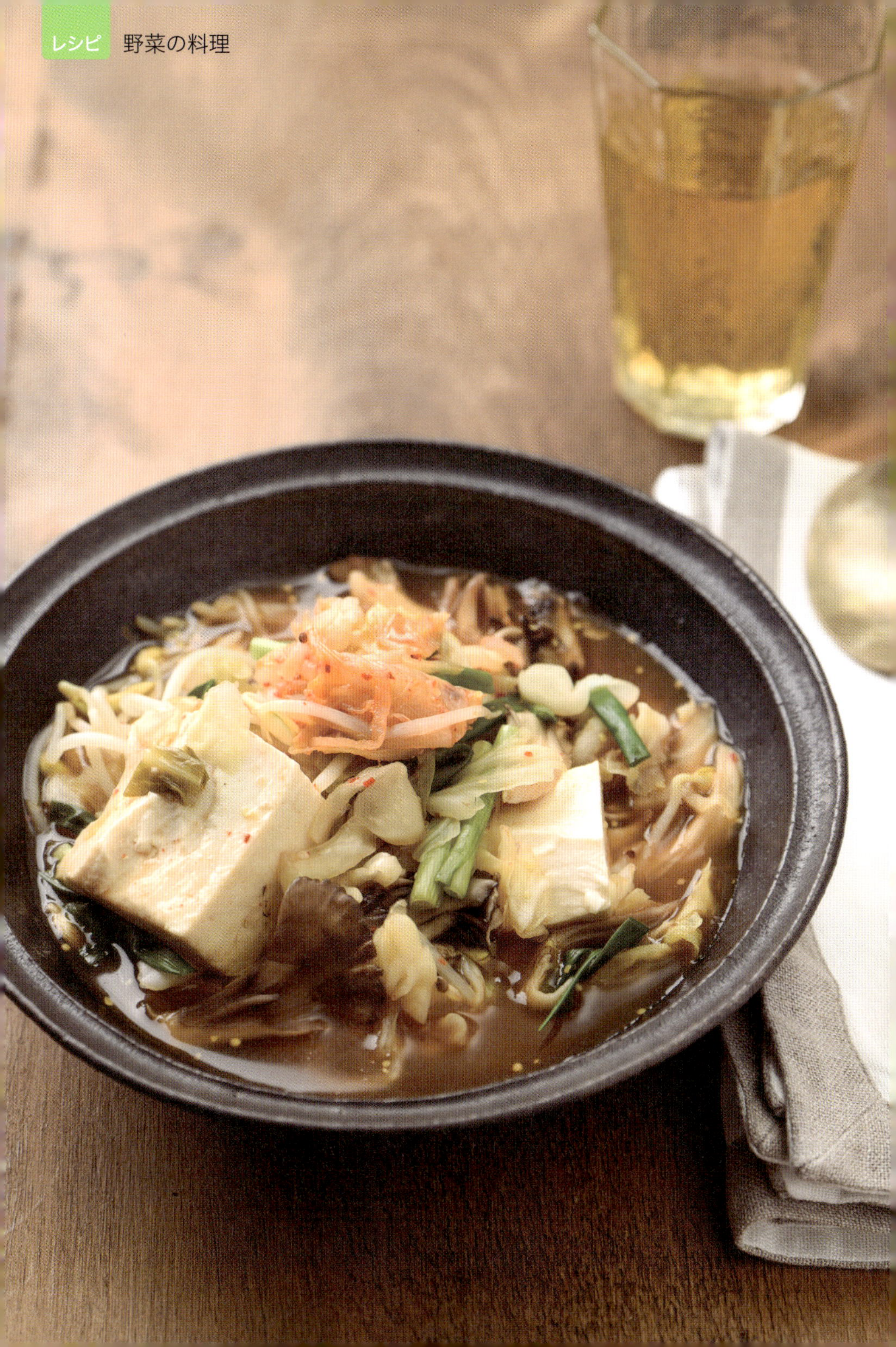

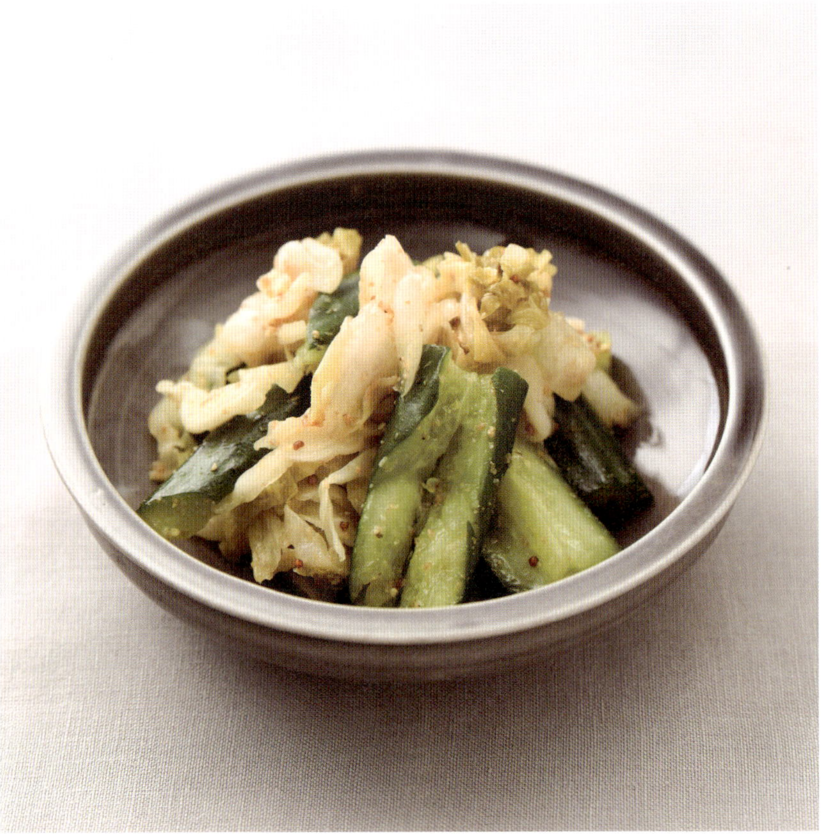

さっとあえて一品完成のスピードおかず

たたききゅうりの
ごまラー油あえ

ピリ辛の
ラー油が
アクセント

材料（2人分）

	きゅうり	2本
	塩	小さじ1/3
A	すりごま（白）	小さじ2
A	しょうゆ・ごま油	各小さじ1
A	ラー油	少々
	酢キャベツ	**100g**

作り方

1 きゅうりは塩をふって板ずりし、5〜10分おいてさっと洗って水気をきる。めん棒などでたたいて、手で食べやすい大きさに割く。

2 ボウルにAを入れ、1と酢キャベツを加えてあえる。

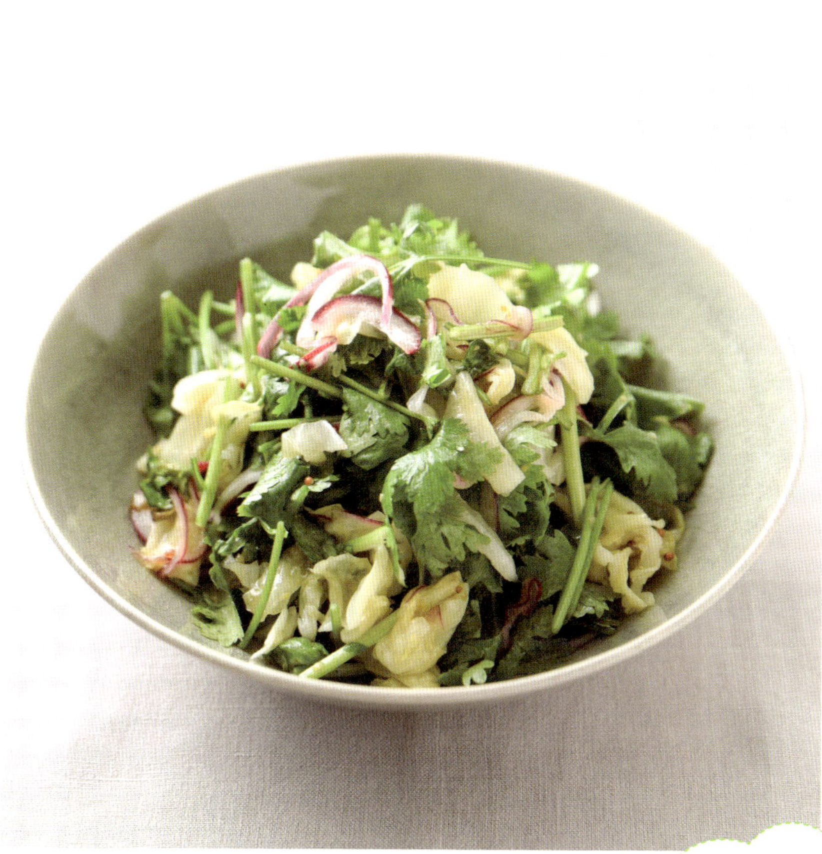

くせになる
エスニック
風味

香菜《シャンツァイ》(=パクチー)と酢キャベツは相性抜群

パクチーサラダ

材料(2人分)

香菜		2束
紫玉ねぎ		1/6個
A	にんにく(すりおろし)	小さじ1/2
	レモン汁・ナンプラー	各大さじ1/2
	砂糖・ごま油	各小さじ1
酢キャベツ		**150g**

作り方

1 香菜は食べやすい長さに切る。紫玉ねぎは薄切りにする。

2 ボウルにAを入れて混ぜ、紫玉ねぎと酢キャベツを加えてあえる。なじんだら香菜を加えてざっくりと混ぜる。

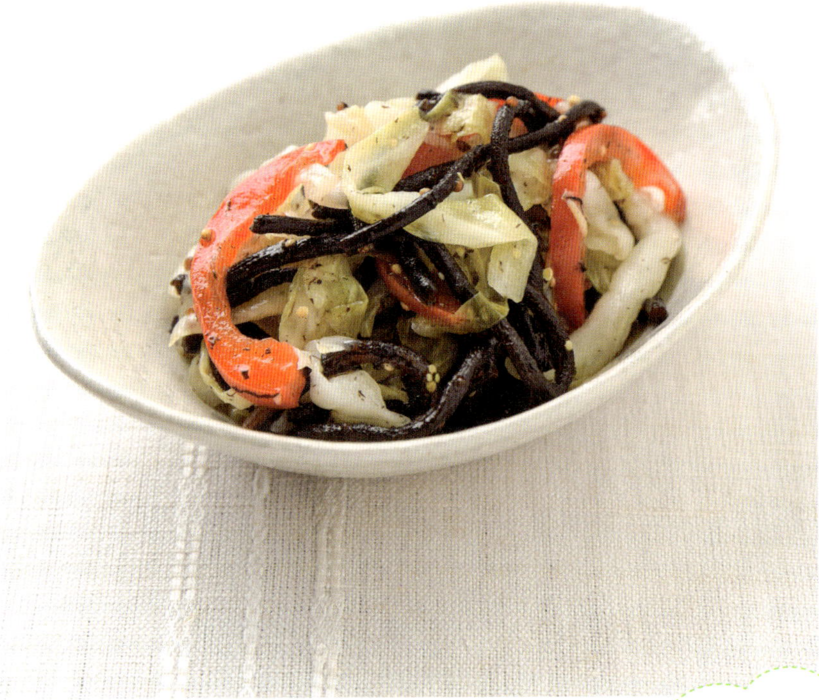

酢キャベツと
ひじきで
ヘルシー副菜

カルシウムはもちろん、水溶性食物繊維も豊富！

ひじきのサラダ

材料(2人分)

ひじき(乾燥)		8g
赤パプリカ		1/3個
A	麺つゆ(2倍濃縮)	大さじ2
A	粒マスタード※・オリーブ油	各小さじ1
酢キャベツ		**100g**

※粒マスタード入りの酢キャベツを使うときは、粒マスタード小さじ1は不要です。

作り方

1. ひじきはたっぷりの水（分量外）に15分ほど漬けてもどし、さっとゆでて水気をきる。パプリカは薄切りにする。
2. ボウルにAを入れて混ぜ、1と酢キャベツ加えてあえる。

レシピ

ごはん・麺・パンの料理

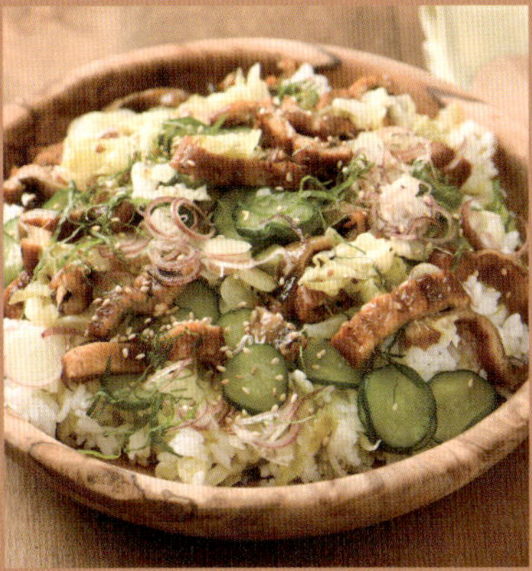

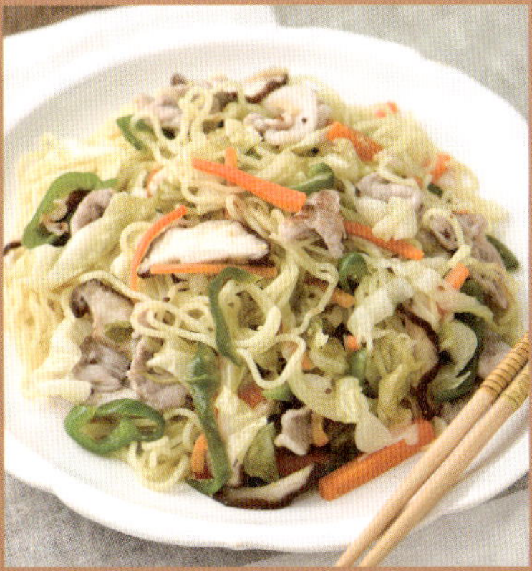

肉や魚、野菜などのおかずだけでなく、
ごはんものに合わせてもおいしい酢キャベツ。
パンに挟んだり、麺料理に加えたりなど、
毎日の献立のバリエーションが広がります。

スパイシーなタコミートと
酢キャベツの酸味がマッチ

タコライス

大人気！
沖縄の
郷土料理

材料（2人分）

アボカド		1/2個
トマト		1個
にんにく（みじん切り）		1片分
玉ねぎ（みじん切り）		1/6個分
牛赤身ひき肉		160g
A	ウスターソース	大さじ1
	トマトケチャップ	小さじ2
	酒	大さじ1/2
	しょうゆ・カレー粉	各小さじ1/2
	塩・こしょう	各少々

温かいごはん	300g
酢キャベツ	**100g**
ピザ用チーズ	20g
タバスコ	適量
オリーブ油	大さじ1/2

作り方

1 アボカドは種と皮を除き、トマトはへたを取ってそれぞれ7〜8㎜角に切る。

2 フライパンにオリーブ油を中火で熱し、にんにくと玉ねぎを炒める。香りが立ったら、ひき肉を加えて強火で炒め、肉の色が変わってきたらAを加えて水分が少なくなるまで炒める。

3 器にごはんを盛り、酢キャベツと1を順にのせて2をかける。ピザ用チーズを散らし、好みでタバスコをかける。

Point

レタスの代わりに酢キャベツをプラス。タコミートやチーズなどの旨みの強い食材の味を引き立てます。よく混ぜていただきましょう。

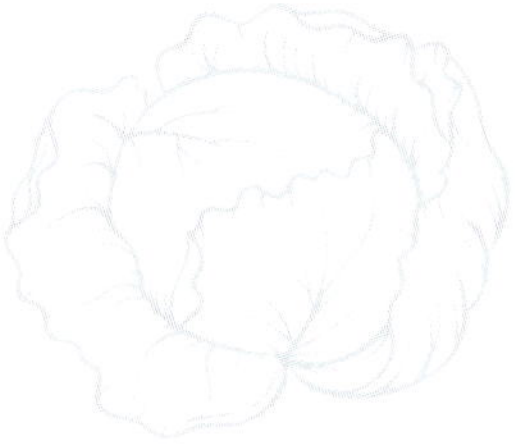

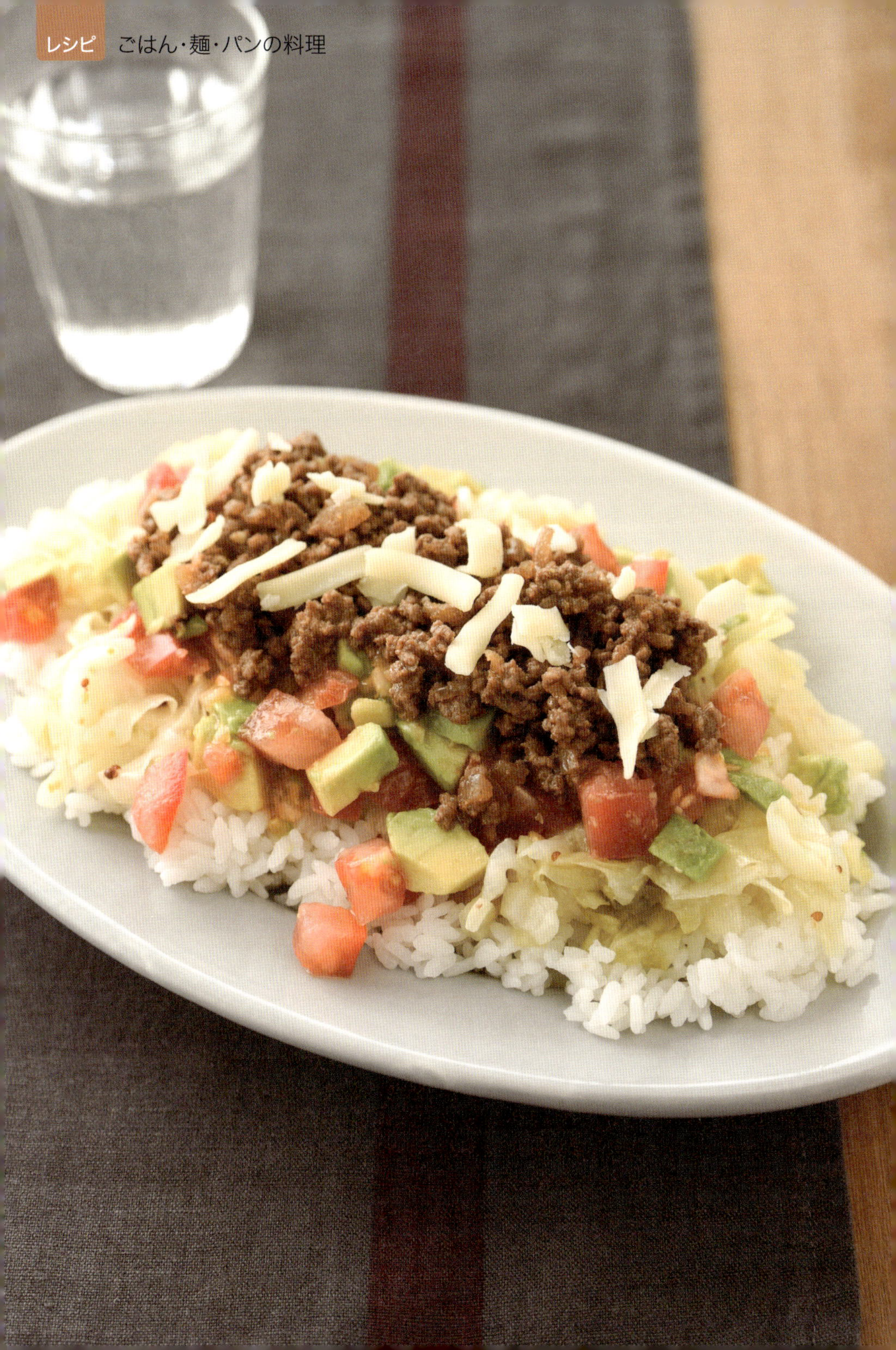

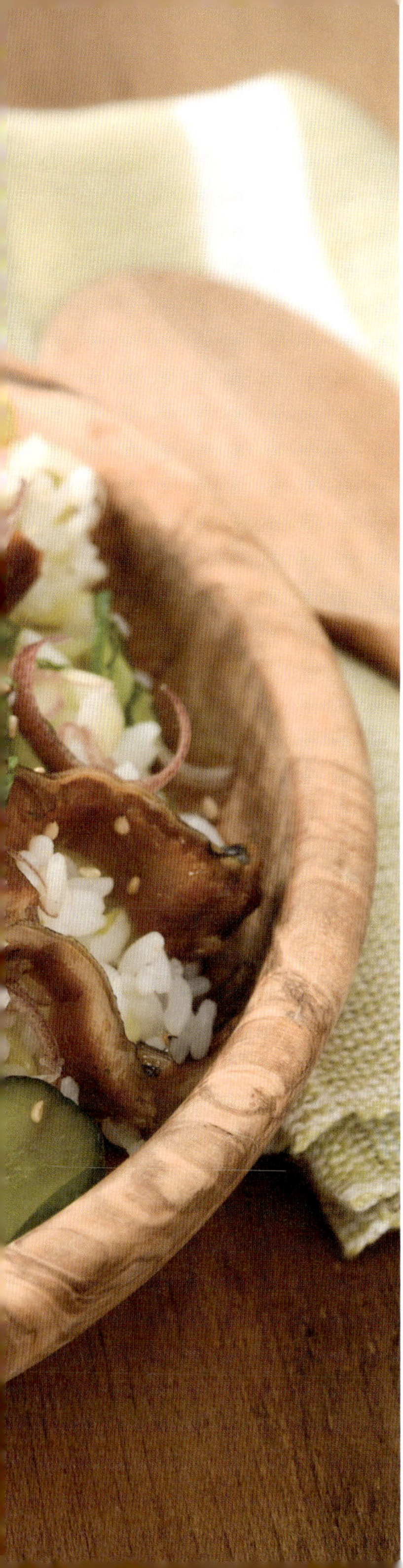

うなぎで
作っても
おいしい

おもてなしや
パーティー料理にもおすすめ

穴子と香味野菜の混ぜずし

材料（2人分）

［きゅうり	1本
塩	小さじ1/4
みょうが	2個
青じそ	6枚
温かいごはん	300g
すし酢（市販品）	大さじ1
酢キャベツ	**120g**
穴子の蒲焼き（刻んだもの）	80g
いりごま（白）	大さじ2

作り方

1 きゅうりは小口切りにし、塩をふって5〜10分おき、しんなりしたら水気をしっかりと絞る。みょうがは薄い小口切り、青じそは千切りにする。
2 ボウルにごはんを入れ、すし酢を加えてさっくりと混ぜ、酢キャベツを加えてなじむように混ぜる。
3 器に2を盛り、穴子と1をのせてごまをふる。

Point

すし飯を作るときに酢キャベツを加えるのがポイント。すし酢が少量ですみ、酢キャベツが食感のアクセントになります。

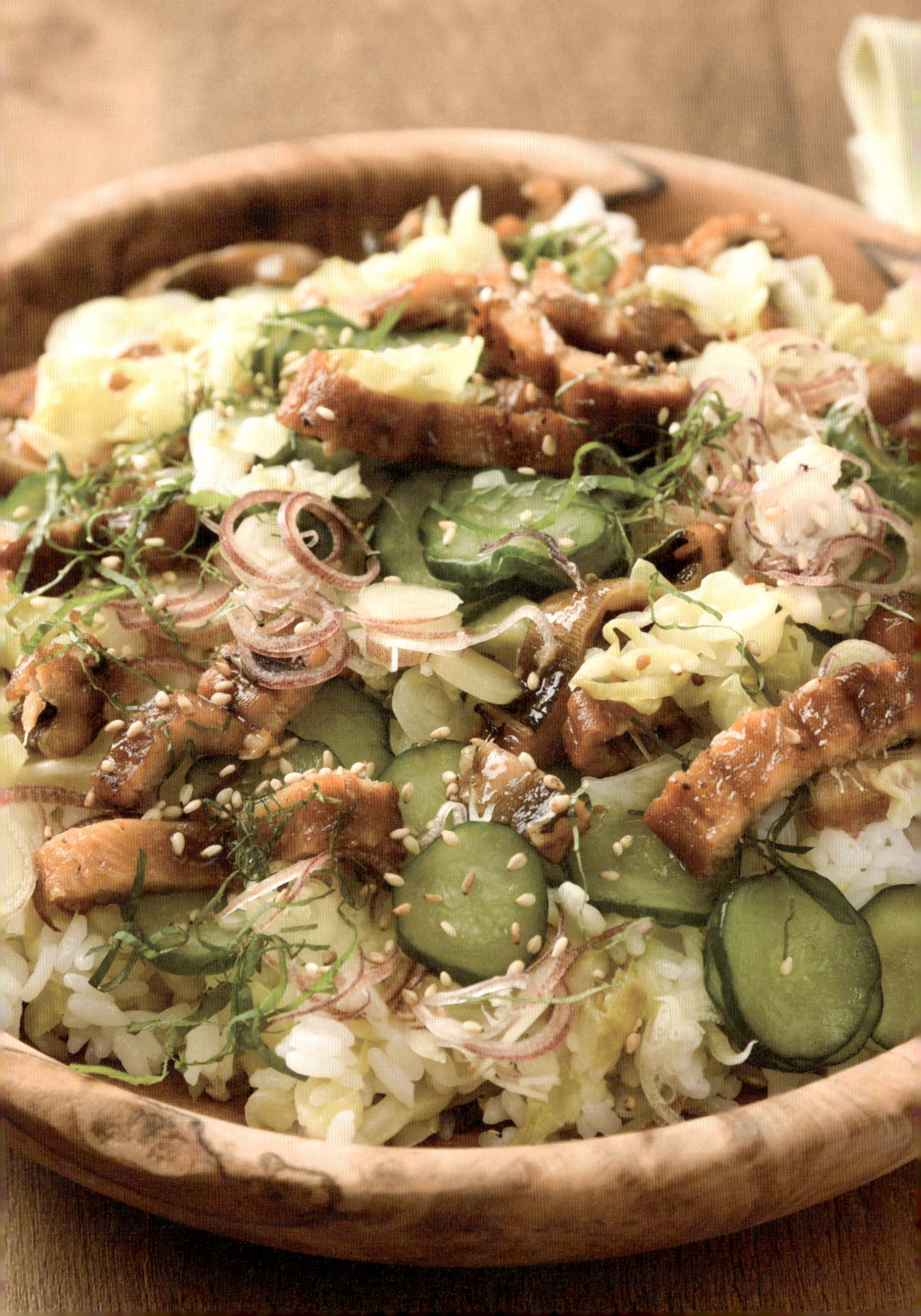

酢キャベツ＋バルサミコ酢で本格的な味わいに

トマトと酢キャベツのカペッリーニ

暑い日に
ぴったりの
冷製パスタ

材料（2人分）

トマト	2個	カペッリーニ[※2]	120g
A にんにく（すりおろし）	小さじ1/2	**酢キャベツ**	**100～120g**
A バルサミコ酢[※1]	小さじ1	しらす干し	40g
A はちみつ	小さじ1	バジル	適量
A オリーブ油	小さじ4		

※1 バルサミコ酢がない場合は、レモン汁小さじ1/2で代用可。
※2 カペッリーニは直径1mm前後の細いパスタのこと。

作り方

1 トマトは1と1/2個分の皮を湯むきしてくし形に切る。残りのトマトはおろし器ですりおろす。以上を小鍋に入れて煮立て、とろっとしたら火を止め、Aを加えて混ぜ、冷蔵庫で冷やしておく。

2 鍋に湯を沸かして塩（分量外、湯の1%程度）を加え、カペッリーニを袋の表示時間より30秒ほど長くゆでる。

3 2を氷水に入れて冷やし、しっかりと水気をきる。酢キャベツとともに1に加えて混ぜ、しらすを加えてさっくりと混ぜる。器に盛り、ちぎったバジルを散らす。

Point

トマトは一部をおろし器ですりおろし、パスタソースにします。カペッリーニとからみやすくなり、トマトの旨みが引き出されます。

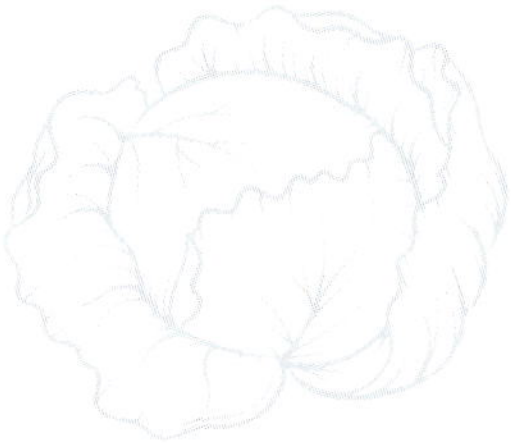

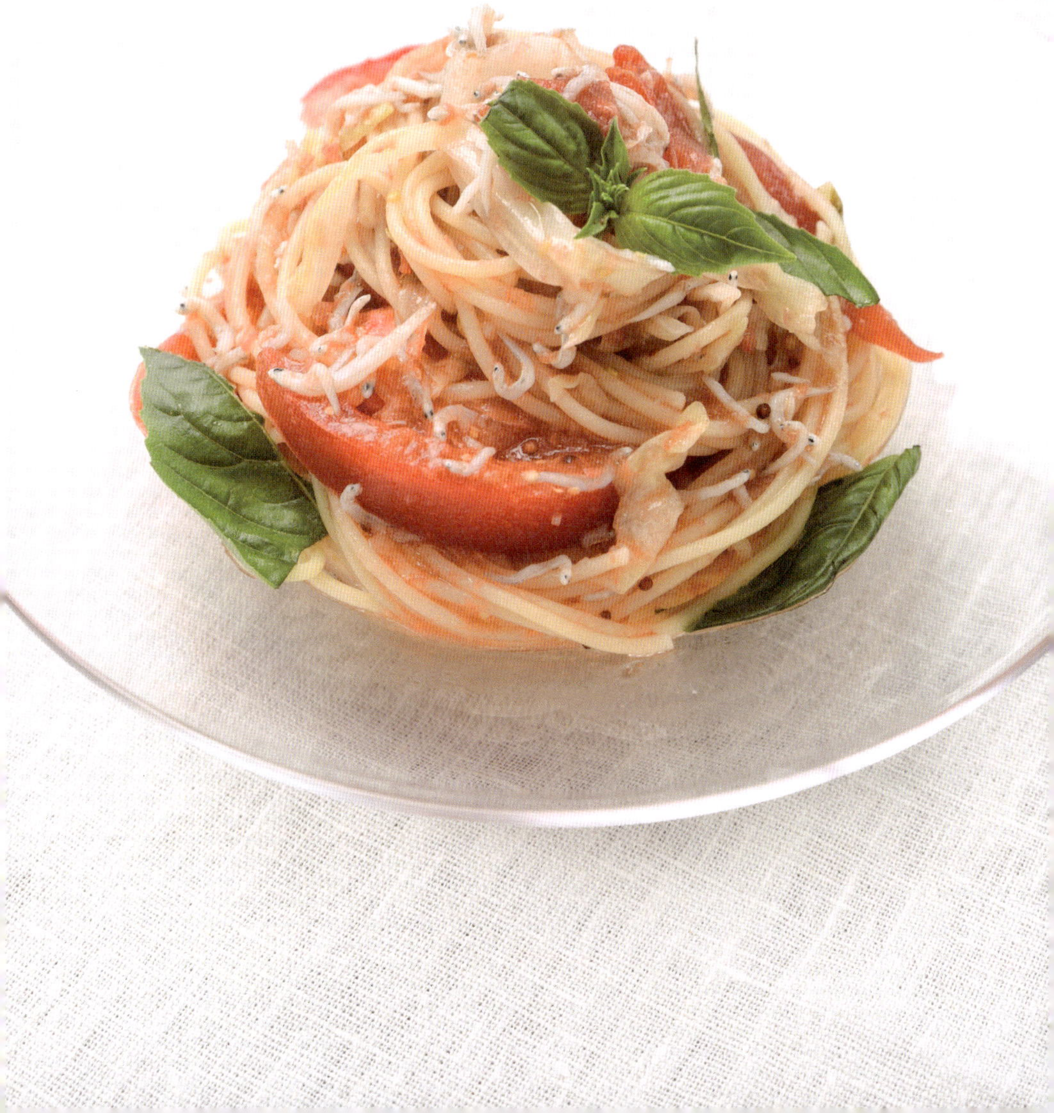

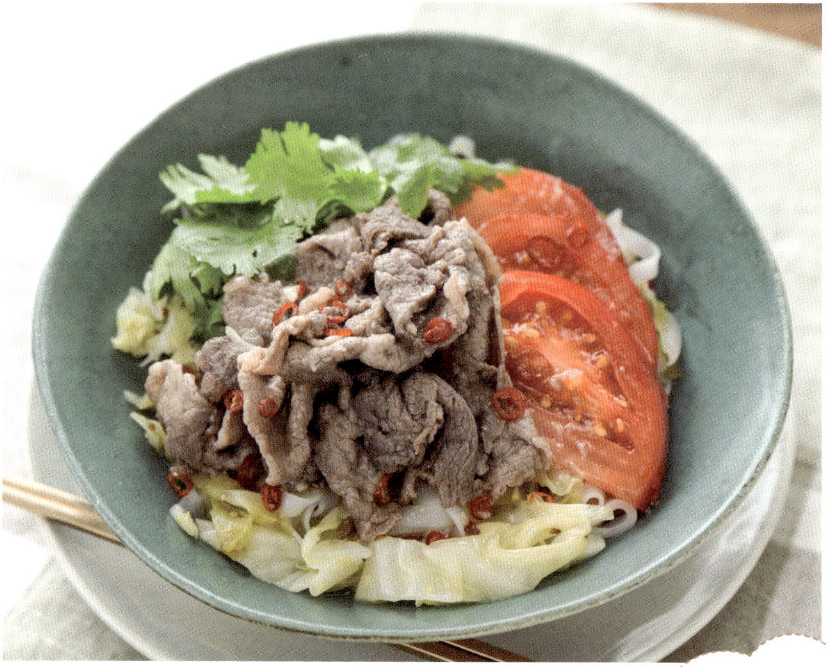

簡単
冷やし
アジアン麺

人気のフォーは酢キャベツであえてアジアン風に

ベトナム風汁なし麺

材料(2人分)

	牛しゃぶしゃぶ用肉	120g
A	オイスターソース	小さじ1
A	にんにく(すりおろし)・みりん	各小さじ1
	フォー	150g
	酢キャベツ	**160g**
	トマト(薄いくし形切り)	1個分
	香菜	2株
B	赤唐辛子(輪切り)	1/2本分
B	にんにく(すりおろし)	小さじ1/2
B	ナンプラー	大さじ1と1/2
B	砂糖・オイスターソース	各小さじ1
B	ごま油・レモン汁	各小さじ1
	ごま油	大さじ1/2

作り方

1 牛肉はAをもみ込み、ごま油を熱したフライパンで強めの中火で焼く。

2 フォーはたっぷりの湯(分量外)でゆで、さっと水洗いし、しっかりと水気をきる。

3 2のフォーと酢キャベツを軽く混ぜて器に盛る。トマトと食べやすく摘んだ香菜、1をのせ、Bを混ぜて回しかける。

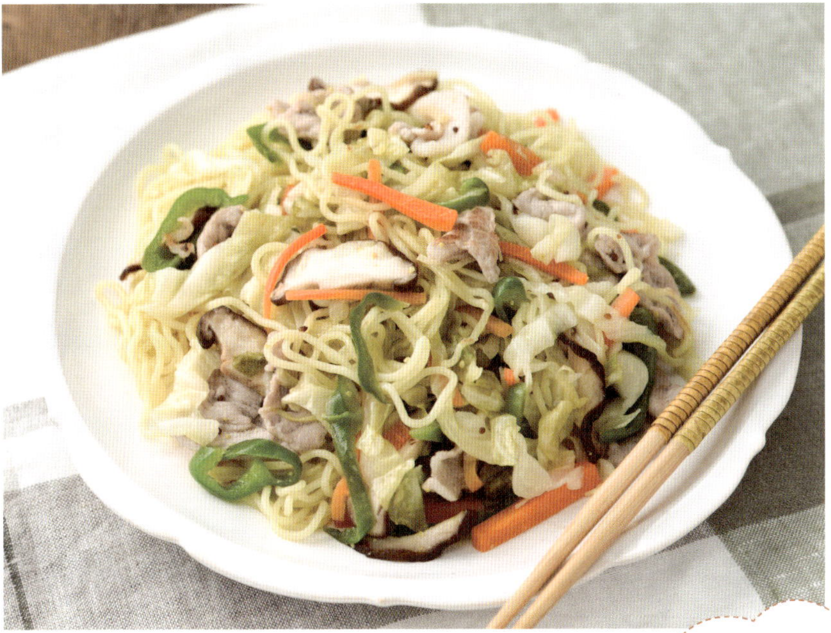

ソース味の
焼きそばに
飽きたら

冷蔵庫にある野菜と酢キャベツで作る！

塩焼きそば

材料（2人分）

にんじん	1/4本
生しいたけ	2枚
ピーマン	1個
中華蒸し麺	2玉
しょうが（みじん切り）	1片分
豚こま切れ肉	140g
酢キャベツ	**140g**
┌ 湯	大さじ1
└ 鶏ガラスープの素（顆粒）	大さじ1
ごま油	大さじ1

作り方

1 にんじんは細切り、しいたけは軸を取って薄切り、ピーマンは縦半分に切り、へたと種を取って斜め薄切りにする。

2 フライパンに油を引かずに中華麺を入れ、ほぐしながらこんがり焼き目がつくまで焼き、一度取り出す。

3 同じフライパンにごま油としょうがを入れて中火にかけ、香りが立ったら豚肉を入れてほぐしながら炒める。肉の色が変わってきたら、1のにんじんとしいたけを加えてしんなりするまで炒める。2の麺を戻し入れ、ピーマンと酢キャベツを加えて炒め合わせ、湯で溶いた鶏ガラスープの素を加えて手早く炒める。

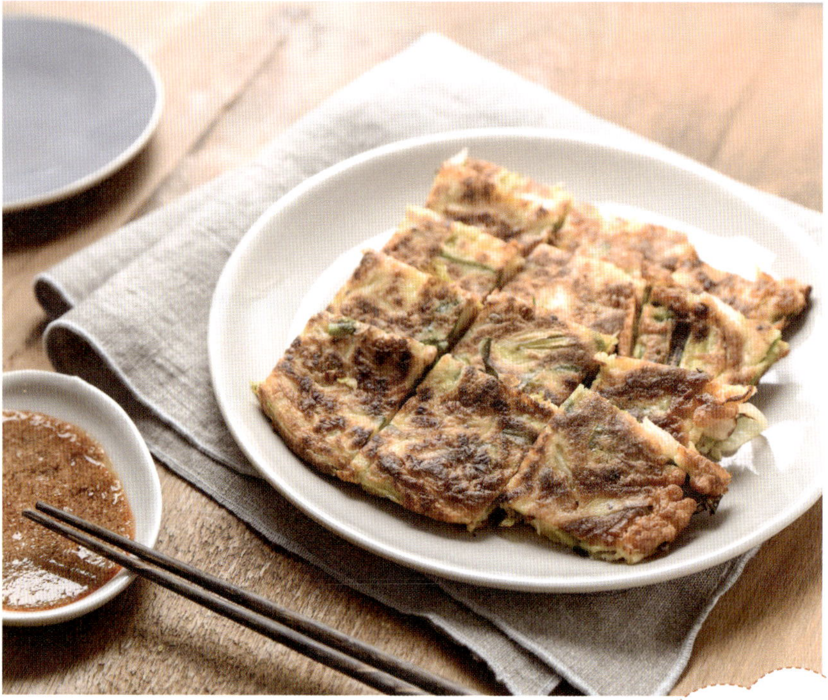

意外に
よく合う
組み合わせ

もちもちの生地をカリッと焼き上げる

酢キャベツ入り納豆チヂミ

材料(2人分)

ニラ		1/5束
A	薄力粉	大さじ4
	片栗粉	大さじ2
卵		1個
だし汁		大さじ4
納豆		1パック(40g)
酢キャベツ		**60g**
タレ	ポン酢しょうゆ	大さじ2〜3
	豆板醤《トウバンジャン》	小さじ1/2
	すりごま(白)	大さじ1
ごま油		小さじ2

作り方

1 ニラは3cm長さに切る。

2 ボウルにAを入れて泡立て器で混ぜ、溶いた卵とだし汁を加えて、なめらかになるまで混ぜる。軽く混ぜた納豆と酢キャベツを加えて混ぜ、なじんだら1のニラを加えてさっくりと混ぜる。

3 フライパンにごま油を強めの中火で熱し、2を流し入れる。焼き色がついたら上下を返し、軽く押しつけるようにしながらこんがりと焼く。食べやすい大きさに切り分けて器に盛り、タレの材料を混ぜて添える。

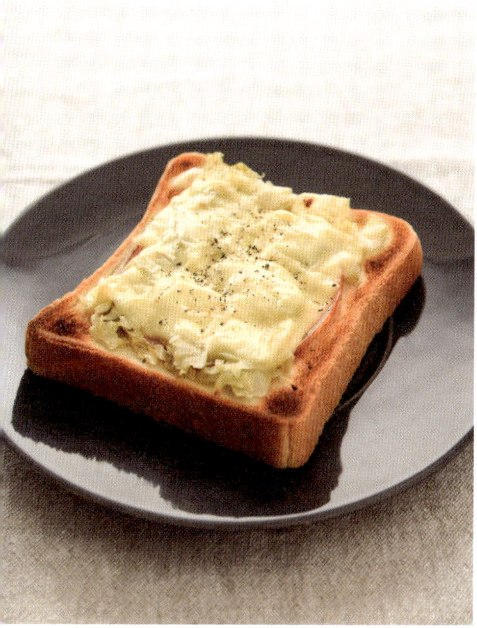

ハムやチーズと一緒に焼くだけ！

酢キャベツトースト

材料（2人分）

食パン（6枚切り）	2枚
バター	5g
ハム	2枚
酢キャベツ	**120g**
スライスチーズ（溶けるタイプ）	2枚
粗びきこしょう（黒）	適量

作り方

1 パンにそれぞれバターを薄く塗り、ハムをのせる。

2 1の上に酢キャベツ、チーズを順に等分してのせる。オーブントースターでチーズが溶けるまで焼き、こしょうをふる。

column

春キャベツと冬キャベツの違い

キャベツは「春キャベツ」と「冬キャベツ」に大きく分かれます。春キャベツとは秋から冬にかけて種をまき、初春から初夏に収穫されるキャベツのことをいいます。葉がふんわりと緩く巻かれ、その内側まで黄緑色になっています。葉が柔らかくみずみずしいので、生で食べるのにぴったりです。一方、冬キャベツは夏に種をまいて冬に収穫するキャベツのこと。寒さに耐えられるように、その葉は固く巻かれています。加熱することで甘みが増す冬キャベツは、ロールキャベツなど、火を通す料理がおすすめです。

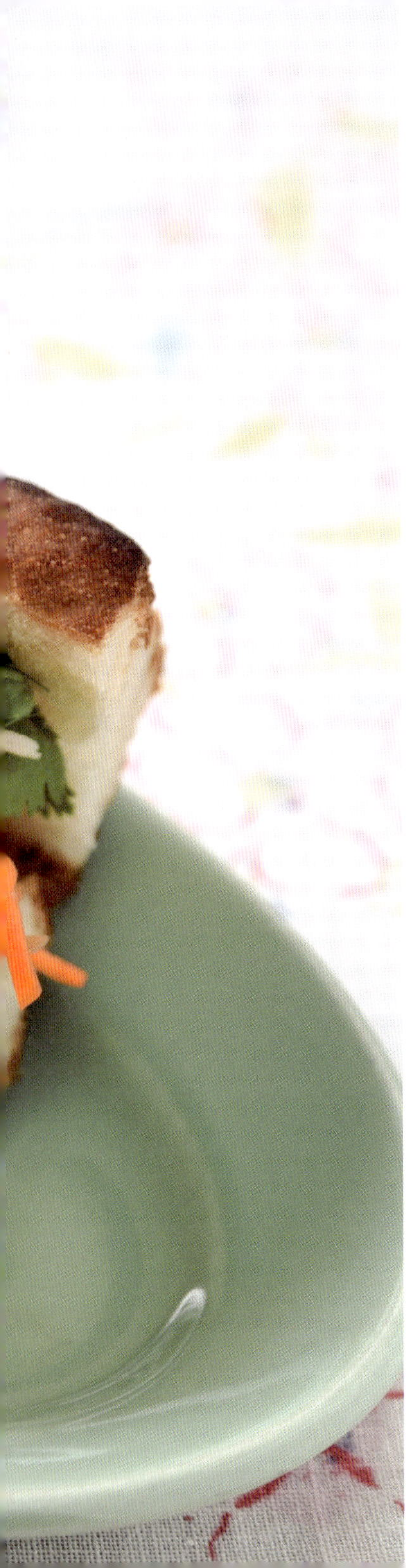

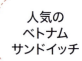

人気の
ベトナム
サンドイッチ

挟む食材はいろいろ。
酢キャベツが味をまとめます

バインミー

材料(2人分)

	にんじん	小1/2本(80g)
	塩	小さじ1/4
A	酢※またはレモン汁	小さじ1
A	粒マスタード・はちみつ	各小さじ1
A	オリーブ油	大さじ1/2
A	塩・こしょう	各少々
蒸し鶏(下記、または市販のサラダチキン)		120g
香菜		1株
フランスパン(柔らかめのタイプのもの)		2/3本
酢キャベツ		**100g**

※酢は、酢キャベツの漬け汁を使っても構いません。

作り方

1 にんじんは千切りにして塩をもみ込み、しんなりしたら軽く水気を絞る。ボウルにAをよく混ぜ、にんじんを加えてあえる。
2 蒸し鶏は粗くほぐし、香菜はざく切りにする。
3 パンはオーブントースターで軽く温める。半分に切ってさらに厚みを半分にし、酢キャベツ、1、2を順にのせて挟む。

蒸し鶏の作り方

鶏胸肉120gに塩小さじ1/4、こしょう少々をもみ込み、耐熱皿にのせる。酒少々をふりかけてラップをふんわりとかけ、電子レンジで3～4分加熱し、そのまま1～2分おいて蒸らす。

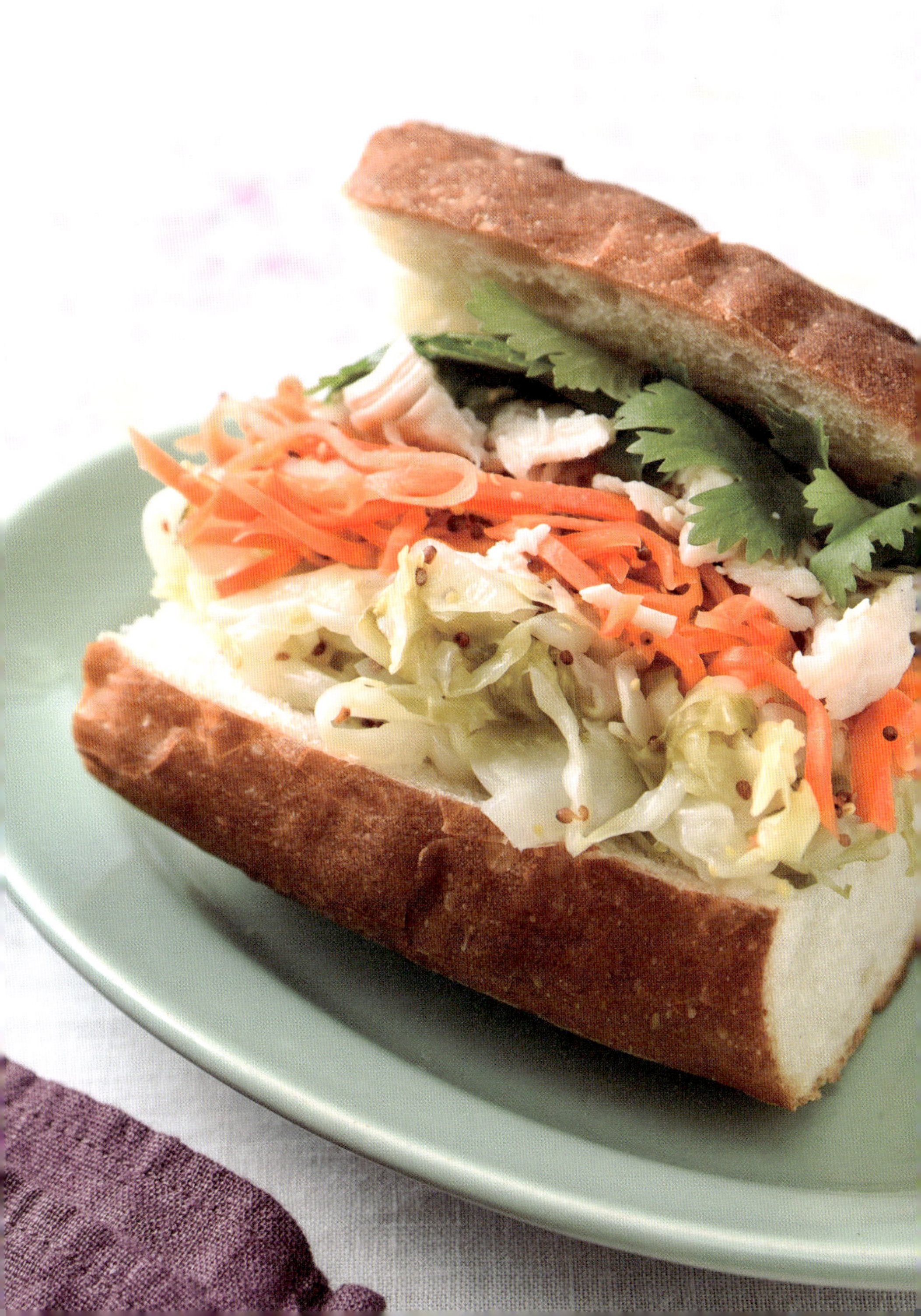

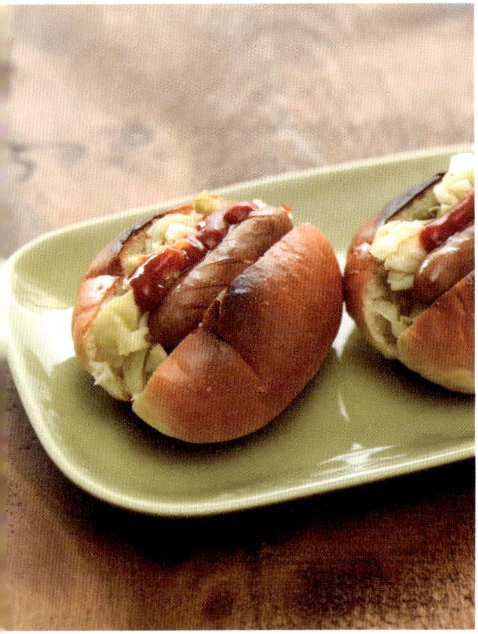

酢キャベツをザワークラウト風に

簡単ホットドッグ

材料（2人分）

- ウインナソーセージ　4本
- バター　10g
- マスタード　小さじ2
- バターロール　4個
- **酢キャベツ　160g**
- トマトケチャップ　適量

作り方

1 ウインナは斜めに切り込みを入れ、フライパンで転がしながら火が通るまで焼く。

2 バターは室温にもどし、マスタードを混ぜる。

3 バターロールの中央に切り込みを入れてオーブントースターでこんがりと焼き、間に2を薄く塗る。汁気をきった酢キャベツと1のウインナを挟み、ケチャップを絞る。

column

キャベツの選び方と保存方法

　せっかく酢キャベツを作るのならば、おいしいキャベツで作りたいところ。店頭でおいしいキャベツを見極めるには、まず見た目をチェックしましょう。春キャベツは葉が緩く巻かれて色鮮やかなものを、冬キャベツであればしっかりと葉が巻かれているものがよいものです。また、重さがより重いほうが、葉がしっかりと詰まっています。

　キャベツ1玉を保存するときはラップはかけず、ビニール袋に入れてから冷蔵庫へ。縦半分に切ったものを保存するときは切り口にラップをかけると水分が飛ぶのを防げます。

レシピ

ちょい足し
アレンジ
料理

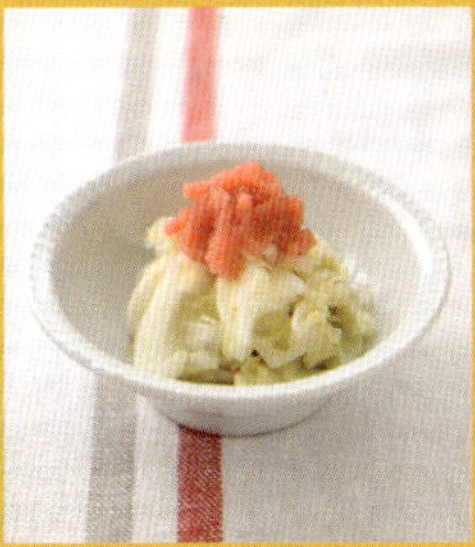

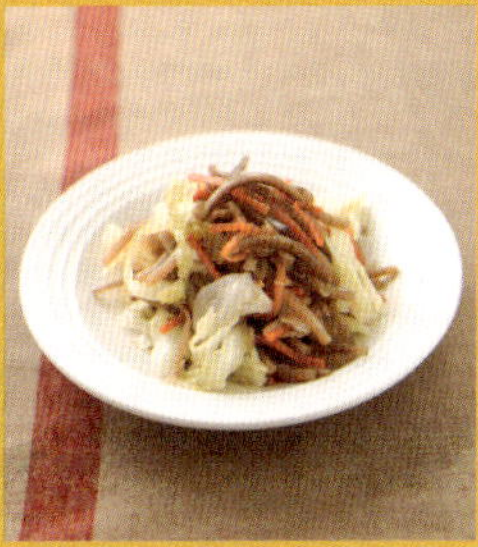

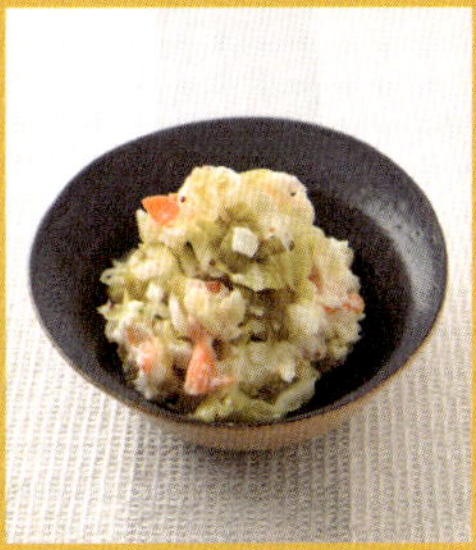

料理を簡単にすませたいときや、
もう一品ほしいときにも酢キャベツは大活躍。
惣菜や調味料と合わせるだけで、
おいしくヘルシーなメニューが完成します。

酢キャベツに

惣菜をちょい足し

仕事などが忙しいと食事は市販の惣菜が多くなりがち。
それでも、栄養バランスを整えたい。そんなときには、
惣菜に酢キャベツをプラスしてみましょう。料理を作るのが面倒なときでも、
簡単に健康メニューを食事に加えることができます。

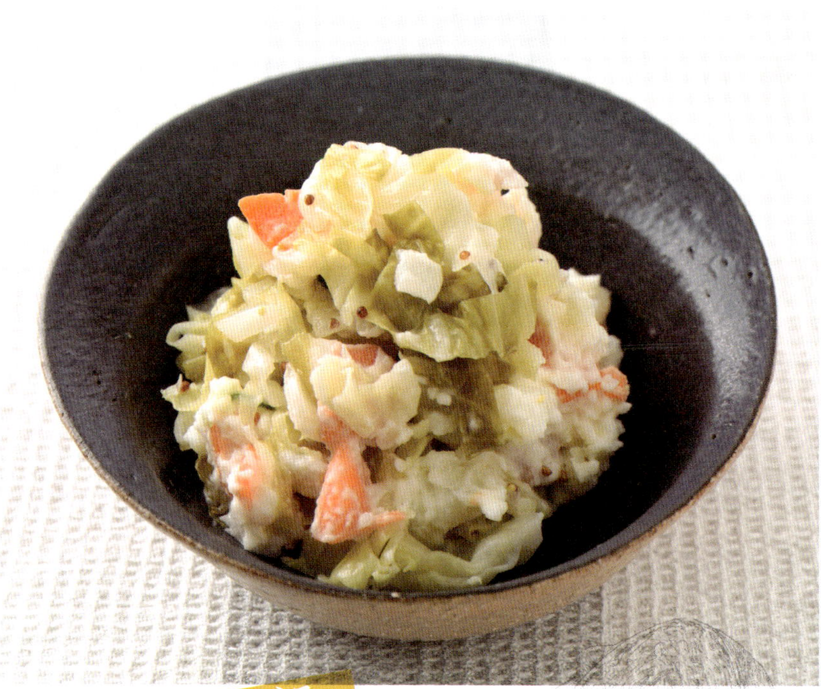

ポテトサラダに混ぜる

酢キャベツとポテトサラダを、よく混ぜ合わせれば完成。酢キャベツのシャキシャキした食感がアクセントに。

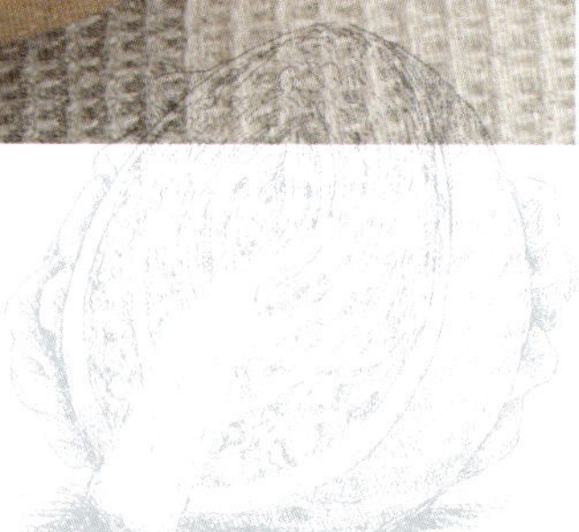

ハムで酢キャベツを巻く

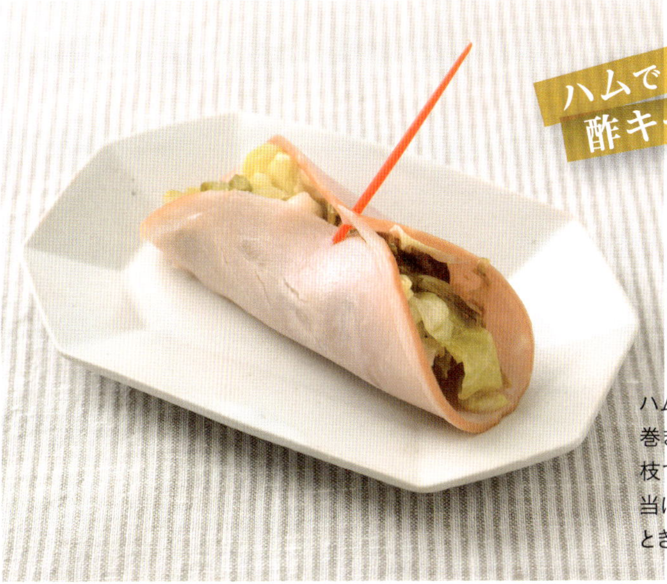

ハムで酢キャベツを巻き、ピックや爪楊枝でとめます。お弁当にあと一品ほしいときにも最適。

ツナと混ぜる

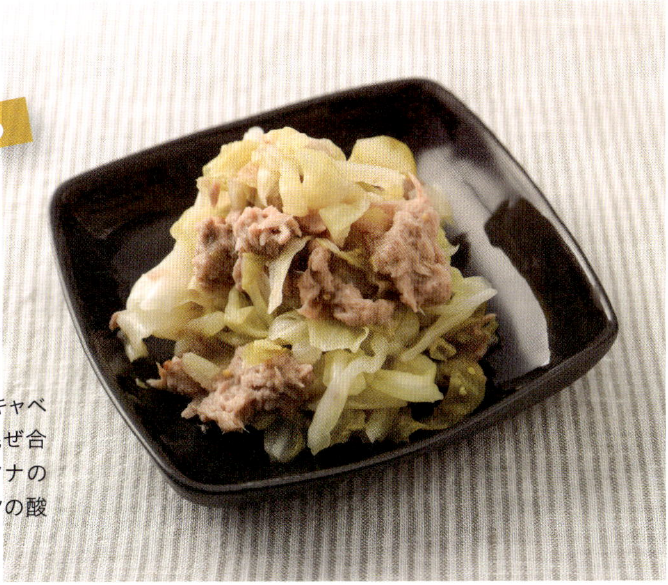

缶詰のツナと酢キャベツをしっかりと混ぜ合わせた一品。ツナのコクと酢キャベツの酸味が相性抜群。

冷や奴にのせる

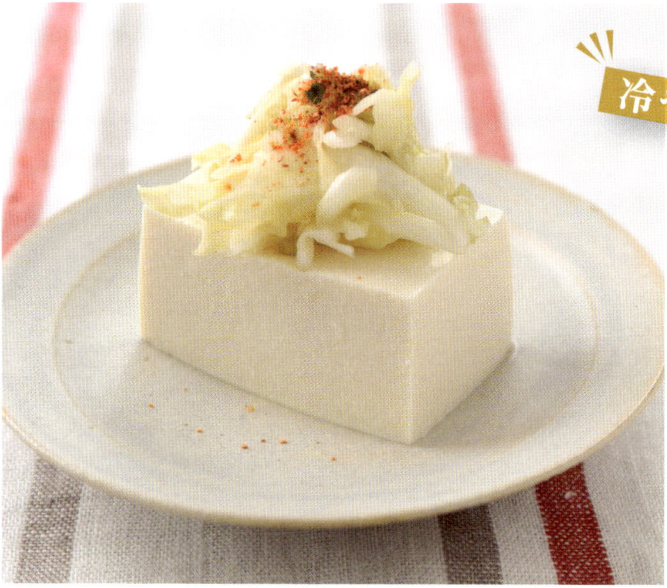

淡泊な豆腐に酢キャベツの酸味が加わり、さっぱり感がアップ。お好みで七味唐辛子をふりかけてもよいでしょう。

きんぴらごぼうに混ぜる

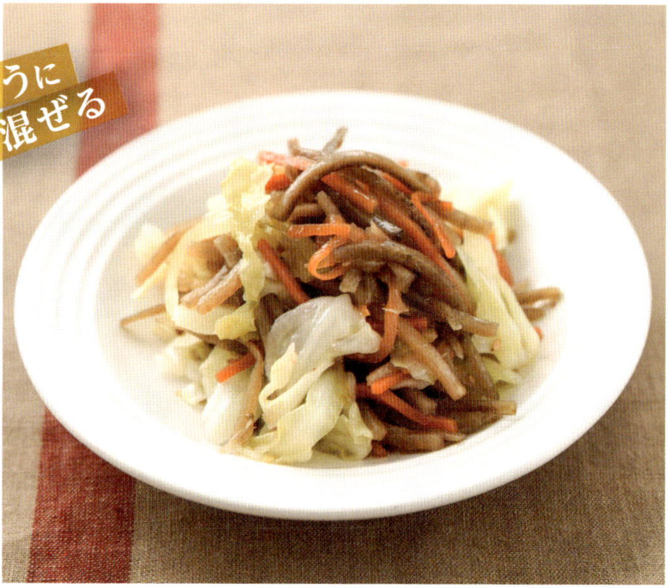

酢キャベツをきんぴらごぼうと合わせれば、酢の酸味とキャベツ、ごぼうの歯ごたえが楽しめる一品に。

納豆にのせる

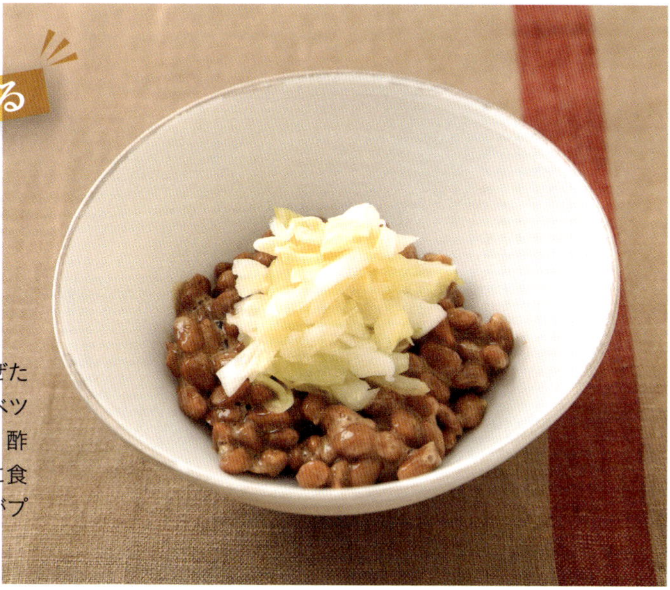

付属のタレと混ぜた納豆に、酢キャベツをのせるだけ。酢キャベツと一緒に食べることで食感がプラスされます。

明太子とあえる

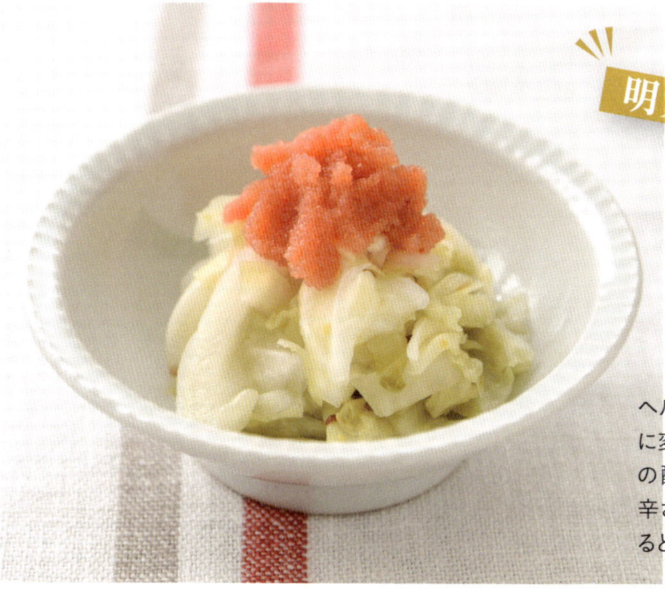

ヘルシーなおつまみに変身。酢キャベツの酸味と明太子の辛さがマッチ。食べるときはよくあえて。

酢キャベツに

調味料をちょい足し

そのままでも食べられる酢キャベツですが、
毎日同じ味では飽きてしまうでしょう。そんなときは、
調味料を足して味に変化を。小皿1皿分で作れるので、
食事の箸休めにも、おつまみにも最適です。

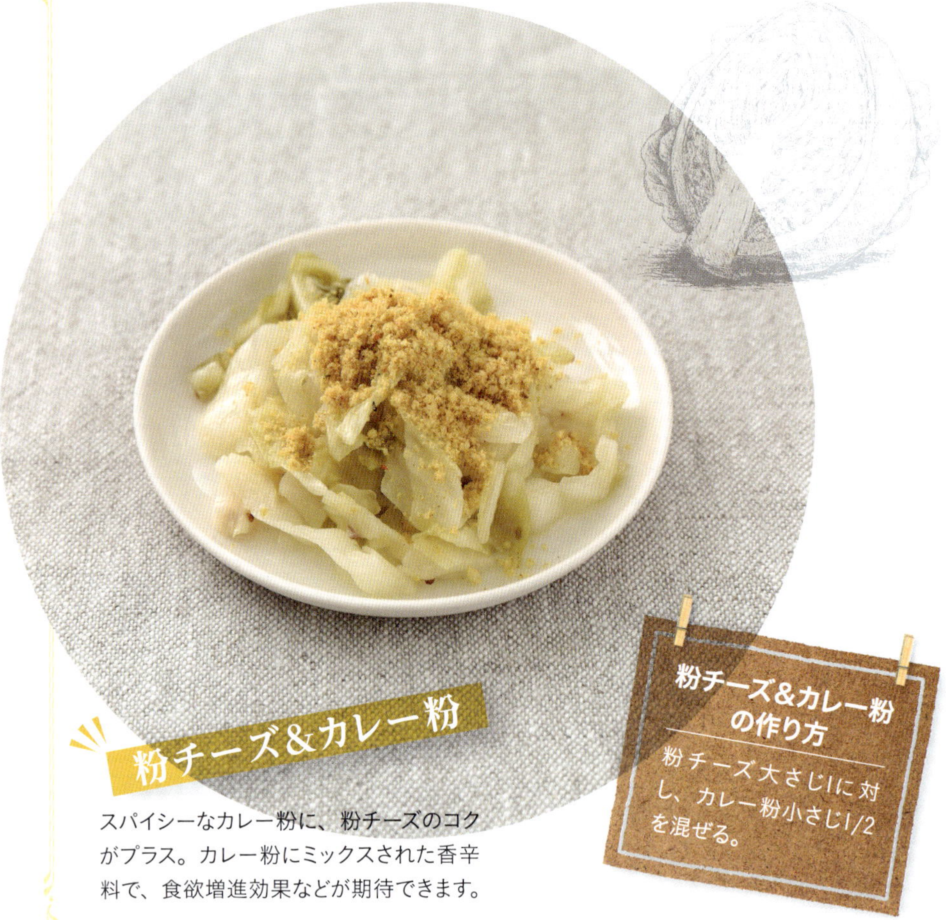

粉チーズ＆カレー粉

スパイシーなカレー粉に、粉チーズのコクがプラス。カレー粉にミックスされた香辛料で、食欲増進効果などが期待できます。

粉チーズ＆カレー粉の作り方

粉チーズ大さじ1に対し、カレー粉小さじ1/2を混ぜる。

ハニーマスタード

はちみつが酢キャベツの酸味をやわらげるので、すっぱいおかずが苦手な人におすすめ。はちみつのオリゴ糖が腸内環境を整えてくれます。

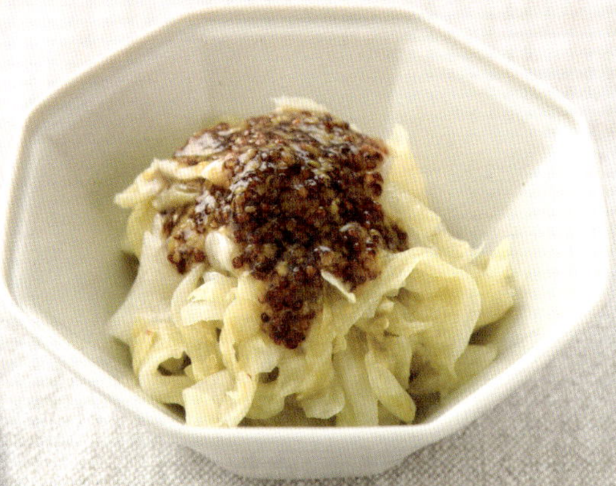

ハニーマスタードの作り方

粒マスタード大さじ1にはちみつ大さじ1/2を加えて混ぜる。

ヨーグルトソース

さっぱりとしたヨーグルトに、にんにくの風味がアクセントに。乳酸菌を多く含むヨーグルトが、酢キャベツとともに腸内環境をよくしてくれます。

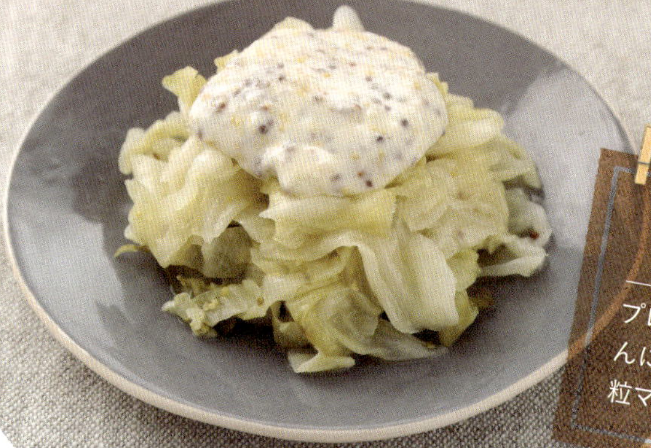

ヨーグルトソースの作り方

プレーンヨーグルト大さじ1に、にんにく（すりおろし）小さじ1/2、粒マスタード小さじ1/2を混ぜる。

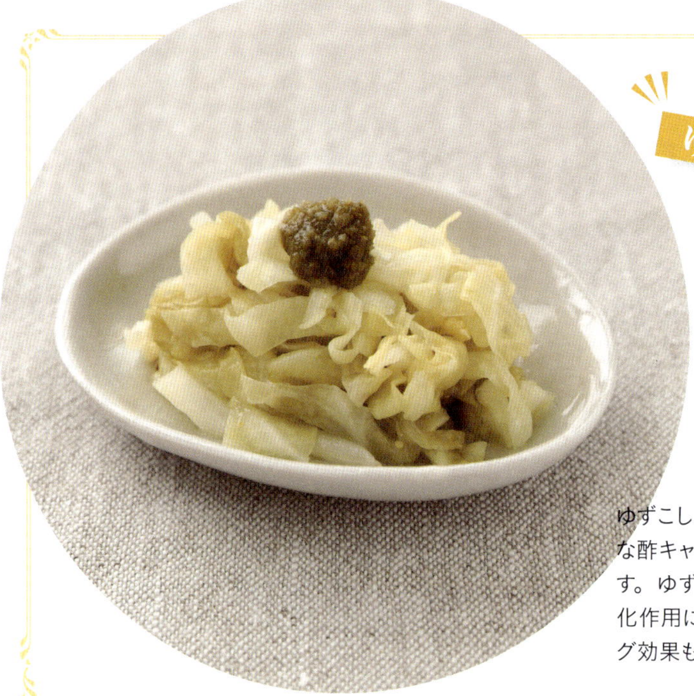

ゆずこしょう

ゆずこしょうの辛みが、爽やかな酢キャベツの味を引き締めます。ゆずの皮に含まれる抗酸化作用により、アンチエイジング効果も期待できます。

ごま油しょうゆ

酸味をマイルドにし、中華風の味わいに。ごま油にはリノール酸やオレイン酸が含まれ、生活習慣病の予防効果が注目されています。

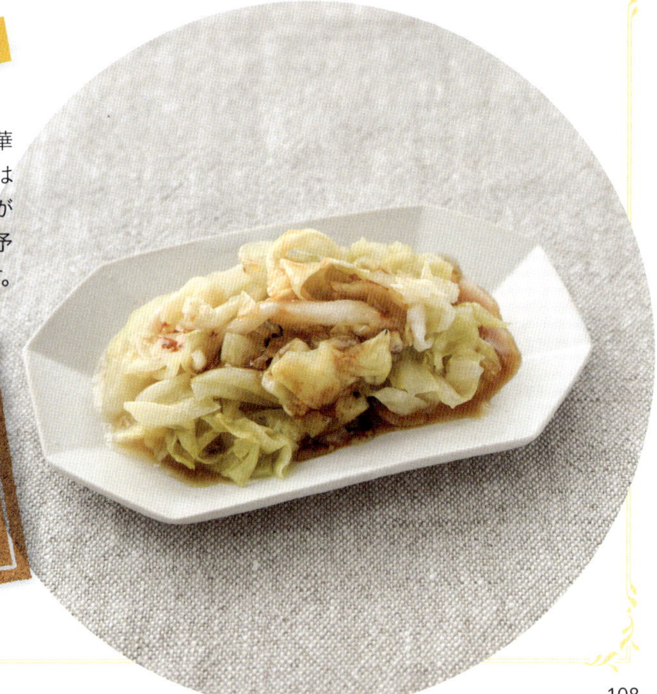

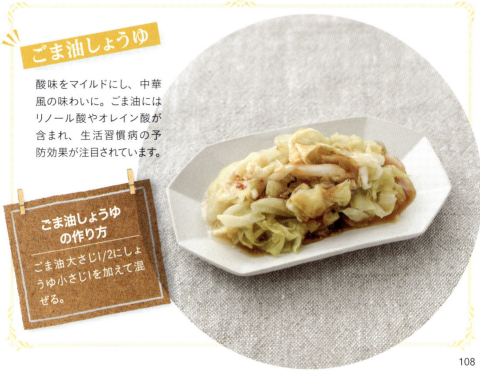

ごま油しょうゆの作り方

ごま油大さじ1/2にしょうゆ小さじ1を加えて混ぜる。

梅おかか

酸味が効いたもの同士を合わせた、すっぱいもの好きにおすすめの一品。クエン酸などの梅の成分が、免疫力を高め、疲労回復を促してくれるでしょう。

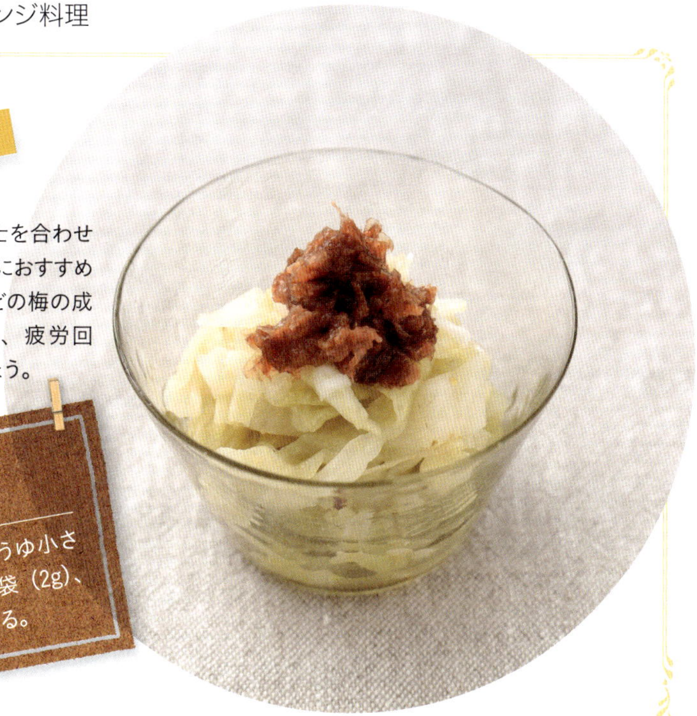

梅おかかの作り方

ねり梅大さじ1、しょうゆ小さじ1/2、かつお節1/2袋（2g）、みりん小さじ1を混ぜる。

のりの佃煮

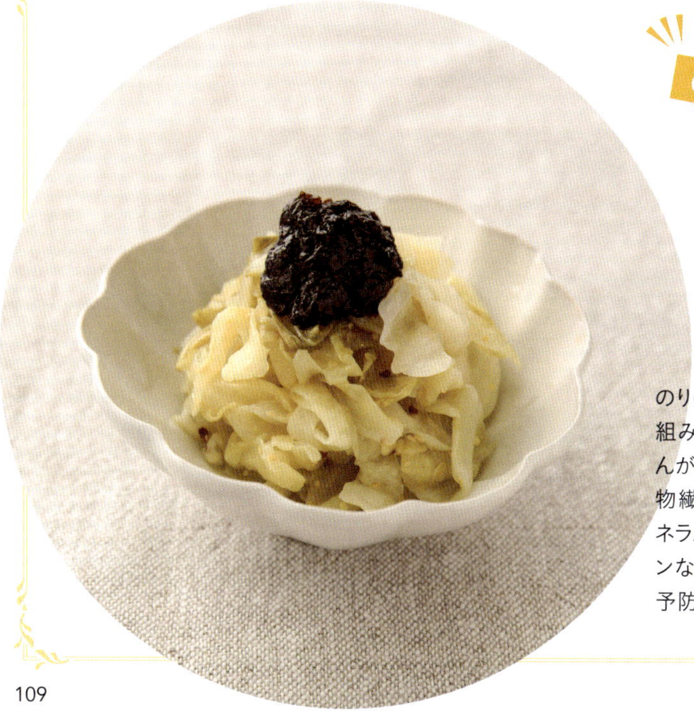

のりの風味と酢キャベツの組み合わせが絶妙でごはんがすすみます。のりは食物繊維が豊富なほか、ミネラルも多い食材。タウリンなどが、生活習慣病の予防に役立ちます。

酢キャベツ

体験者の声

簡単に作れて健康をもたらしてくれる酢キャベツ。そんな酢キャベツを実際に食べている方の声を集めてみました。

間食がなくなり、ダイエットに成功!

（35歳・女性）

仕事が忙しいことを理由に、不規則な食生活と間食を繰り返していたことで太り気味に。そんななか、酢キャベツを夕飯と一緒に食べるようにしたところ、夕飯後に小腹が空いて甘いものを食べる習慣がなくなったのです。おかげでふっくらとしていたおなか周りがスリムになり、食べ始めて1週間で体重が3kgも落ちました。また、低かった基礎体温も上がり、寒さに強くなりました。夕食の酢キャベツは日課として続けていますが、いまでもリバウンドする気配はありません。

おなかの調子がよくなり、疲れにくくなった

（32歳・男性）

おなかがごろごろして、なんとなくだるい。日ごろから続いていた不調が、酢キャベツのおかげでなくなりました。酢キャベツを食べてからお通じがよくなり、おなかのごろごろが解消。また、細りがちになっていた食欲が戻り、そのせいか少しのことで感じていた疲れがなくなったのです。酢キャベツを食べるときは、酸味でさっぱりするので、脂っこい料理の付け合わせにしています。また、シャキシャキ感と食べごたえがあるので、小腹が空いたときやお酒のおつまみにもぴったりです。

ウエストが引き締まり、肌もきれいに

（49歳・女性）

ふだんからウエストラインが気になっていたのですが、年だから仕方ないのかなと、半ばあきらめていました。そこに、酢キャベツがダイエットによいと聞いて、ものは試しと思って食べ始めてみたのです。すると、食べて10日もしたころからウエストが引き締まってきました。それに、それまでカサカサしていた肌にもハリが出てきて、朝、顔を洗うたびに嬉しくなります。酢とキャベツで簡単に作れるので、いまでは冷蔵庫に常備。家族みんなで食べています。

代謝が上がって
デトックスできる

（56歳・男性）

長年、どこが悪いというわけでもないのに、どことなく身体が重いように感じていました。しかし、酢キャベツを食べ始めてから疲労感もなくなり、身体が軽くなったように感じます。トイレの回数も増えて、汗もかくようになったので、代謝が上がって身体の毒が抜けているように思います。じつは、私はすっぱいのは苦手なのです。しかし、酢キャベツは作ってすぐのものだと、浅漬けのように、歯ごたえも楽しめておいしく食べられています。

食事量を
酢キャベツでセーブ

（43歳・女性）

私は食べることが好きで、ついつい食べすぎてしまいがちでした。しかし、酢キャベツのおかげで、食事の量をセーブできるようになったのです。私の場合は、食前に酢キャベツを1皿食べるように心がけました。すると、酢キャベツである程度満腹感が得られるので、1回の食事の量を減らすことができるようになったのです。お通じの回数も増えて、身体のなかからきれいになってきていると実感します。

体重が落ち、血糖値も
基準値になった!

（51歳・男性）

外食ばかりして不摂生な生活を送っており、お世辞にもやせているといえない体型をしていました。それでも不摂生を続けていたところ、病院で血糖値を計ったら基準値を大幅に超えていたのです。その結果に危機感を抱いていたところ、酢キャベツの話を聞き、さっそく作って食べ始めました。すると体重がみるみる減少。血糖値も3カ月後の再検査では、基準値まで下がったのです。いまでも健康維持のために、毎日酢キャベツを食べています。

お通じもよくなり、
夏バテ知らずに

（30歳・女性）

もともと便秘気味なところ、食事はコンビニ弁当ですますことが多く、そのせいかおなかが張って、1日の終わりにはぐったりと疲れがたまっているという毎日を送っていました。そこに、酢キャベツの効能を知って、1日1食小皿1皿分食べるようにしてみたのです。すると、3日後くらいからお通じがよくなって、ぽっこりしていたおなかが嘘のようにスッキリしました。また、仕事終わりでも疲れにくくなったのです。毎年夏になると暑さで夏バテになっているのですが、酢キャベツを食べ始めてから夏バテもしません。

STAFF

カバーデザイン	五十嵐好明（LUNATIC）
本文デザイン	五十嵐好明（LUNATIC）
	土谷英一朗（Studio BOZZ）
マンガ・イラスト	倉持寛子
執筆	広瀬美佳子、長嶺李砂
撮影	伊藤博幸
スタイリング	遠藤文香
編集	オフィス三銃士
写真提供	Shutterstock

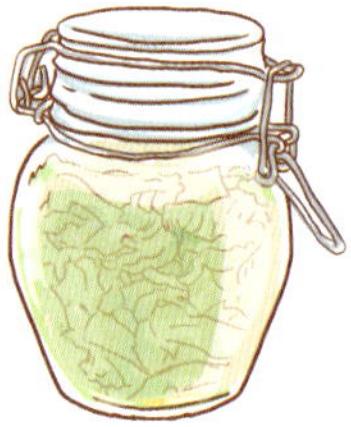

酢キャベツでやせる！ 健康になる！

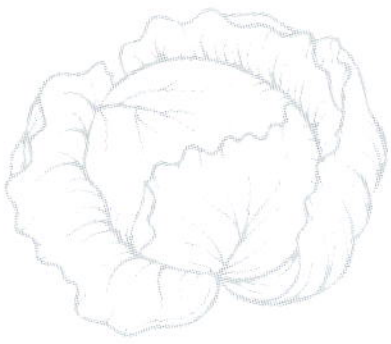

2016年 9 月23日　第1刷発行
2020年 9 月18日　第5刷発行

監修	藤田紘一郎
レシピ・調理	金丸絵里加
発行人	蓮見清一
発行所	株式会社宝島社
	〒102-8388　東京都千代田区一番町25番地
	電話　営業 03-3234-4621
	編集 03-3239-0927
	https://tkj.jp
	振替　00170-1-170829　㈱宝島社
印刷・製本	図書印刷株式会社

ISBN 978-4-8002-5947-9